【中医十大经典】

伤寒论

十部经典是学习中医的基础，犹如九层高台之垒土；
十部经典是使用中医的基础，更似千里长行之跬步。

〔汉〕张仲景 著 〔晋〕王叔和 撰次

杨鹏举 杨延巍 曹丽静 注释

U0200443

学苑出版社

图书在版编目（CIP）数据

伤寒论 /〔汉〕张仲景著；杨鹏举等注释. 一北京：学苑出版社，2007.5（2019.10 重印）

（中医十大经典丛书）

ISBN 978-7-5077-2854-5

Ⅰ. 伤… Ⅱ. ①张… ②杨… Ⅲ. 伤寒论 Ⅳ. R222.2

中国版本图书馆 CIP 数据核字（2007）第 052382 号

责任编辑：付国英
出版发行：学苑出版社
社 址：北京市丰台区南方庄 2 号院 1 号楼
邮政编码：100079
网 址：www.book001.com
电子信箱：xueyuanpress@163.com
电 话：010-67603091（总编室）、010-67601101（销售部）
经 售：新华书店
印 刷 厂：北京市京宇印刷厂
开本尺寸：890×1240 1/32
印 张：6.625
字 数：138 千字
版 次：2007 年 4 月第 1 版
印 次：2019 年 10 月第 10 次印刷
定 价：39.00 元

出版者的话

中医典籍，向称浩博。据不完全统计，现存中医古籍 13000 余种。如此汗牛充栋，令初学者每每慨叹，不知从何入手。

依据当代著名中医学家、中医泰斗任应秋教授的论断，中医经典著作共有 10 部，即《素问》、《灵枢》、《难经》、《神农本草经》、《伤寒论》、《金匮要略》、《中藏经》、《脉经》、《针灸甲乙经》、《黄帝内经太素》。《素问》与《灵枢》合称《黄帝内经》，奠定了中医学理论基础；《难经》对人体生理作了重要阐释；《神农本草经》开本草学先端；《伤寒论》、《金匮要略》创立辨证论治，历来被视为医门之圣书；《中藏经》托名华佗所作，发展了脏腑学说；《脉经》出而立中医脉学；《针灸甲乙经》为首部针灸学专著；《黄帝内经太素》是第一部系统整理《黄帝内经》的著作，亦为医门重典。这十部经典，是中国医药学的理论基础，自古至今，对中医临床、教学、研究都起到重要的指导作用。

此次我社延请中医文献专家，精心选择底本，对十部经典进行了系统整理和点校，将原繁体竖排经典原文改为简体横排，并加现代标点，对经典原文中冷僻字词释义，辅助读者理解。本次点校吸收了最新研究成果，能够体现出当代学术研究的较高水平。如有不妥之处，希请广大读者指正。

学苑出版社医药卫生编辑室
2007 年 3 月

序

　　医者，仁术也。精其道可以寿世活人，不精而尝试之，盛盛虚虚，必致人夭札而促其寿。是以先贤著书立说，以昭后世，忧之至深而虑之至远。《中医十大经典》所收十种中医典籍，阐千载不传之奥秘，为医家必读之宝典。欲为苍生大医，必须精熟医典，学养深厚，"若不尔者，如无目夜游，动致颠殒"，孙氏思邈，早有此言。所梓十书，诚为从医之津涉，愈疾之钤键，医理之渊薮，杏林之玉圃。精而读之，实践行之，理法方药，融而贯之，必能癃疲以起，夭札以愈。振兴中医，实赖于此。是为序。

北京中医药大学　钱超尘
2007 年 3 月 30 日

前　言

　　《伤寒论》原名《伤寒杂病论》，是东汉末年张仲景所著。《伤寒论》是一部中医学经典著作，它创立了辨证论治的理论体系，为后世临床治疗奠定了基础，其理法方药一线贯穿的学术体系，具有很高的科学水平和实用价值。《伤寒论》的理论体系及辨证方法，有效地指导着中医理论和临床诊断、治疗的发展，在国内外产生了深远的影响。自晋代以降，历代医家都十分重视对《伤寒论》的研究。《伤寒论》不仅是继承和发扬祖国医学遗产的必读书籍，也是中医院校的必修课，被誉为中医基础理论与临床各科之间的桥梁。

　　张仲景（约公元 150 年～219 年），名机，南郡涅阳（今河南省邓州）人。张仲景生活在战争频繁的东汉末年，经"举孝廉"而官至长沙太守。几次温疫流行，"宗族素多，向余二百，犹未十稔，其死亡者三分有二"，这是他学医的主要原因。是故拜南郡名医张伯祖为师，且勤求古训，以《素问》、《九卷》、《八十一难》为基础，博采前人和当时之众方，写成《伤寒杂病论》。这部书的主要成就，在于发明了辨证论治理论体系，总结了治疗热性病的六经辨证方法和治疗杂病的脏腑经络辨证方法，成为继《内经》、《难经》之后，以高超的技艺和临床经验，以及卓越的理论，贡献于人类的中医巨著。

　　由于东汉末年至魏晋兵荒马乱，此书散乱遗失。后经晋代王叔和整理，在《脉经》八、九卷中得以保存，并流传下来。唐代孙思邈晚年见到《伤寒论》全书，并收录在《千金翼方》中。

在北宋仁宗时，翰林学士王洙在翰林院得到《金匮玉函要略方》，共有三卷。在英宗（公元 1066 年）时，由林亿等人对这部书进行校勘，将上卷伤寒部分分出，书名叫《伤寒论》；把中卷和下卷分成三卷二十五篇，书名叫做《金匮要略方论》。《伤寒论》于北宋治平二年（公元 1065 年）颁行于世，并流行至今。

《内经》有伤寒、温病之分，伤寒又有广义伤寒和狭义伤寒之分。广义者，"今夫热病者，皆伤寒之类也"，《难经·五十八难》说："伤寒有五，有中风，有伤寒，有湿温，有热病，有温病"。狭义者，冬伤于寒即病者，为伤寒；冬伤于寒不即病，等到第二年发病者，为温病（《素问·热论》"冬伤于寒，春必温病。四时之气，更伤五脏"）。根据仲景所著《伤寒论》有关条文和方剂等内容来判断，书中所谓伤寒，是指广义的热性病。所谓伤寒论者，乃热性病学说。

全书共十卷，397 法，也是以六经（太阳、阳明、少阳、太阴、少阴、厥阴）辨证为纲领，将《内经》的阴阳学说、脏腑学说、经络学说，以及病因病机、诊断治疗等学术理论有机地联系在一起，并根据六淫为病的病理变化，判明病位所在、病势进退、邪正盛衰、预后吉凶等。同时根据证候，相应的运用汗、吐、下、和、温、清、消、补的治法，从而开辨证论治之先河，是我国第一部理法方药完备的医学经典专著。

目前通行的《伤寒论》版本有两种，一是宋本，即宋治平年间经林亿等人校正过的刻本，但现在宋朝原校订本，国内已无保存，而所见的只有明朝赵开美的复刻本，简称赵本。由于赵本近于宋本原貌，故一直被后世医家所采用。再是成本，即南宁绍兴 14 年（公元 1144 年）成无己的《注解伤寒论》，至明朝嘉靖年间汪济川校而复刻，流传于后，亦可称汪校本。

　　本书的底本选自赵本。原书文字古奥，言简意赅，有的词意古今发生变化很大，如"食齘"、"齐筑湫"、"荣强卫弱"等，若不加注释，很难自学明白，明清至今虽有很多注家，但对难以读懂的字词却未进行注释。为了使读者更好地读懂本书，更好地将其用于临床实践，故注释是本书的重点，也是作者的初衷。

　　作者虽然做了很多努力，有的注释仍可能存在着某些缺点，甚至错误，望广大读者不吝赐教。不胜感激。

作　者

2007 年 3 月 28 日

前

言

3

目　　录

iii

目

录

目
录

伤
寒
论

viii

刻《仲景全书》序

　　岁乙未，吾邑疫疠大作，予家臧获①，率六七就枕席。吾吴②和缓③明卿沈君南昉在海虞④，藉其力而起死亡殆遍，予家得大造⑤于沈君矣！不知沈君操何术而若斯之神，因询之。君曰："予岂探龙藏秘典⑥，剖青囊⑦奥旨而神斯也哉，特于仲景之《伤寒论》窥一斑、两斑耳。"予曰："吾闻是书于家大夫之日久矣，而书肆间绝不可得。"君曰："予诚有之。"予读而知其为成无己所解之书也。然而鱼亥不可正，句读不可离矣。已而购得数本，字为之正，句为之离，补其脱落，订其舛错。沈君曰："是可谓完书，仲景之忠臣也。"予谢不敏。先大夫命之："尔其板行，斯以惠厥同胞。"不肖孤曰："唯，唯。"沈君曰："《金匮要略》仲景治杂证之秘也，盍并刻之，以见古人攻击补泻、缓急调停之心法。"先大夫曰："小子识之。"不肖孤曰："敬哉，既合刻则名何从?"先大夫曰："可哉，命之名

----

　　①　臧获：男女奴婢之贱称。
　　②　吴：吴中，现代苏州地区。
　　③　和缓：春秋时期的名医医和与医缓的合称，后世以"和缓"作名医的代名词。此文指沈南昉为吴地名医的誉称。
　　④　海虞：今江苏省常熟市虞山镇的古称。
　　⑤　大造：大恩大德。
　　⑥　龙藏秘典：原指藏在龙宫中的佛经，喻珍贵的典籍。
　　⑦　青囊：原指卜筮人盛书的青布袋，后又借指医术。此文借用后者之意。

《仲景全书》。"既刻已，复得宋板《伤寒论》焉。予曩①固知成注非全文，及得是书，不啻拱璧，转卷间而后知成之荒也。因复并刻之，所以承先大夫之志欤！又故纸中检得《伤寒类证》三卷，所以檃括②仲景之书，去其烦而归之简，聚其散而汇之一，其于病证脉方，若标月指之明且尽，仲景之法于是粲然无遗矣，乃并附于后。予因是哀夫世之人，向故不得尽命而死也。夫仲景殚心思于轩岐，辨证候于丝发，著为百十二方，以全民命，斯何其仁且爱，而跻一世于仁寿之域也。乃今之业医者，舍本逐末，超者曰东垣，局者曰丹溪已矣。而最称高识者则《玉机微义》是宗，若《素问》、若《灵枢》、若《玄珠密语》则嗒焉茫乎而不知旨归。而语之以张仲景、刘河间，几不能知其人与世代，犹觍然曰："吾能已病足矣，奚高远之是务？"且于今之读轩歧书者，必加诮曰："是夫也，徒读父书耳，不知兵变已。"夫不知变者，世诚有之，以其变之难通而遂弃之者，是犹食而咽也，去食以求养生者哉？必且不然矣。则今日是书之刻，乌知不为肉食者大嗤乎！说者谓："陆宣公达而以奏疏医天下，穷而聚方书以医万民，吾子固悠然有世思哉。"予曰："不，不！是先大夫之志也。先大夫固尝以奏疏医父子之伦，医朋党之渐，医东南之民瘼，以直言敢谏，医诶谀者之膏肓，故踬③之日多，达之日少。而是书之刻也，其先大夫宣公之志欤！今先大夫殁，垂四年而书成。先大夫处江湖退忧之心，盖与居庙堂

---

① 曩（nǎng 囊）：昔、从前、过去。
② 檃（yǐn 隐）：就原文的内容、词句进行改写，也作"隐栝"。
③ 踬（zhí 直）：挫折、不顺利。

进忧之心①，同一无穷矣。"客曰："子实为之，而以为先公之志，殆所谓善则称亲欤！"不肖孤曰："不、不！是先大夫之志也！"

万历己亥②三月谷旦　海虞清常道人赵开美③序

刻《仲景全书》序

①　此句取于范仲淹《岳阳楼记》："居庙堂之高，则忧其民；处江湖之远，则忧其君。是进亦忧，退亦忧"，今赞许"先天下之忧而忧，后天下之乐而乐"的精神。

②　万历己亥：明神宗年号，己亥二十七年，即1599年。

③　赵开美：后改名赵琦美，字玄度，又字如白，号清常道人，江苏省常熟市虞山镇人。明嘉靖癸亥四十二年（1563年）出生于官宦家，卒于明天启甲子四年（1624年），享年62岁。赵开美为我国明代的著名学者兼藏书家、校勘家，著名文学家郑振铎先生赞许他为一位"恳挈的古文化保存者、整理者"。

《伤寒论》序

　　夫《伤寒论》，盖祖述大圣人之意，诸家莫其伦拟，故晋·皇甫谧序《甲乙针经》云：伊尹①以元圣之才，撰用《神农本草》，以为《汤液》。汉·张仲景论广《汤液》，为十数卷，用之多验。近世②太医令王叔和，撰次仲景遗论甚精，皆可施用。是仲景本伊尹之法，伊尹本神农之经，得不谓祖述大圣人之意乎。张仲景，《汉书》无传，见《名医录》云：南阳人，名机，仲景乃其字也。举孝廉，官至长沙太守。始受术于同郡张伯祖，时人言，识用精微过其师。所著论，其言精而奥，其法简而详，非浅闻寡见者所能及。自仲景于今八百余年，惟王叔和能学之，其间如葛洪、陶景③、胡洽④、徐之才⑤、孙思邈⑥辈，非不才也，但各自名家，

　　① 伊尹：商汤王的宰相，相传汤剂始于伊尹。
　　② 近世：众学者统称为晋代（西晋），今余嘉锡（《四库提要辨证》）和马继兴（《中医文献学》）提出指魏代。然《魏志》及《晋书》皆无记载，二说姑存之。
　　③ 陶景：即陶弘景（456～536年），南北朝药学家，著《本草经集注》、《肘后百一方》等。
　　④ 胡洽：南北朝时期医生，著《百病方》，简称《胡洽方》。
　　⑤ 徐之才：（492～572年），南北朝医学家，修订《雷公药对》，著《家传秘方》、《徐王八世家传效验方》、《小儿方》等书，但均佚。
　　⑥ 孙思邈：京兆华原（今陕西省耀县人），生于581年，卒于682年，享年101岁。为唐代著名的医药学家，对中医科学作出杰出的成就和不朽的业绩，其著作《备急千金要方》和《千金翼方》被医家推崇备至，广为流传。

而不能修明之。开宝①中，节度使高继冲②，曾编录进上，其文理舛错，未尝考正，历代虽藏之书府，亦阙于仇③校，是使治病之流，举天下无或知者。国家诏儒臣校正医书，臣奇续被其选。以为百病之急，无急于伤寒。今先校定张仲景《伤寒论》十卷，总二十二篇，证外合三百九十七法，除重复，定有一百一十二方。今请颁行。

太 子 右 赞 善 大 夫　臣　高保衡
尚 书 屯 田 员 外 郎　臣　孙　奇
尚 书 司 封 郎 中 秘 阁 校 理　臣　林　亿等谨上

《伤寒论》序

---

①　开宝：宋太祖赵匡胤年号。
②　高继冲：为五代十国荆南国（907年～963年）的末位君主。生于942年，卒于973年，享年31岁。他嗣后不过6～7年时间，《高继冲本伤寒论》就被宋太宗命王怀隐等人收编于《太平圣惠方》中。
③　仇：《说文》："仇，雠也。"《正字通》："雠，校勘书籍曰雠。"

《伤寒卒病论》^① 集

论曰：余每览越人^②入虢之诊，望齐侯之色^③，未尝不慨然叹其才秀也。怪当今居世之士，曾不留神医药，精究方术，上以疗君亲之疾，下以救贫贱之厄，中以保身长全，以养其生。但竞逐荣势，企踵权豪，孜孜汲汲，惟名利是务，崇饰其末，忽弃其本，华其外而悴其内，皮之不存，毛将安附焉。卒然遭邪风之气，婴^④非常之疾，患及祸至，而方震栗，降志屈节，钦望巫祝，告穷归天，束手受败。赍^⑤百年之寿命，持至贵之重器，委付凡医，恣其所措。咄嗟呜呼！厥身^⑥已毙，神明消灭，变为异物，幽潜重泉，徒为啼泣。痛夫！举世昏迷，莫能觉悟，不惜其命，若是轻生，彼何荣势之云哉！而进不能爱人知人，退不能爱身知己，遇灾值祸，身居厄地，蒙蒙昧昧，蠢若游魂。哀乎！趋世之士，驰竞浮华，不固根本，忘躯徇物，危若冰谷，至于是也。余宗族素多，向余二百，建安纪年以来，犹未十稔^⑦，其死亡

---

① 《伤寒卒病论》：恐系《伤寒杂病论》之误，正文有："《伤寒杂病论》合十六卷。"

② 越人：指秦越人，即扁鹊，战国时代杰出医学家。

③ 入虢之诊，望齐侯之色：史记·扁鹊仓公传》中记载秦越人治虢太子尸厥和望齐桓侯之色诊断和预后疾病的故事。

④ 婴：遭遇、遭受，谢惠连诗"平生无志意，少小婴忧患"。

⑤ 赍（jī基）：拿着。

⑥ 厥（jué绝）身：其身，他的生命。

⑦ 稔（rěn忍）：年。

者，三分有二，伤寒十居其七。感往昔之沦丧，伤横夭之莫救，乃勤求古训，博采众方，撰用《素问》、《九卷》、《八十一难》、《阴阳大论》、《胎胪药录》①，并《平脉辨证》，为《伤寒杂病论》合十六卷。虽未能尽愈诸病，庶可以见病知源。若能寻余所集，思过半矣。

夫天布五行，以运万类，人禀五常，以有五藏，经络府俞，阴阳会通，玄冥幽微，变化难极，自非才高识妙，岂能探其理致哉！上古有神农、黄帝、岐伯、伯高、雷公、少俞、少师、仲文②，中世有长桑③、扁鹊，汉有公乘阳庆④及仓公⑤，下此以往，未之闻也。观今之医，不念思求经旨，以演其所知，各承家技，终始顺旧。省疾问病，务在口给，相对斯须，便处汤药，按寸不及尺，握手不及足，人迎趺阳，三部不参，动数发息，不满五十，短期未知决诊，九候曾无仿佛，明堂阙庭⑥，尽不见察，所谓窥管而已。夫欲视死别生，实为难矣。孔子云：生而知之者上，学则亚之，多闻博识，知之次也。余宿尚方术，请事斯语。

① 《阴阳大论》、《胎胪药录》：汉前医药书籍，均佚。
② 岐伯、伯高、雷公、少俞、少师、仲文：皆为传说中黄帝之臣，上古时期名医。
③ 长桑：即长桑君，战国时的医学家，扁鹊的老师。
④ 公乘阳庆：西汉时的医学家，淳于意的老师。
⑤ 仓公：西汉时期的著名医学家，因任太仓公之职，故人称仓公。
⑥ 明堂阙庭：指鼻部和额部中央，皆为望诊部位。

医林列传

张 机

张机字仲景，南阳人也，受业于同郡张伯祖，善于治疗，尤精经方，举孝廉，官至长沙太守，后在京师为名医。于当时为上手，以宗族二百余口，建安纪年以来未及十稔，死者三之二，而伤寒居其七。乃著论二十二篇，证外合三百九十七法，一百一十二方，其文辞简古奥雅，古今治伤寒者未有能出其外者也。其书为诸方之祖，时人以为扁鹊、仓公无以加之，故后世称为医圣。

王叔和

王叔和高平①人也，性度沉静，博好经方，尤精诊处。洞识养生之道，深晓疗病之源，采摭群论撰成《脉经》十卷，叙阴阳表里，辨三部九候，分人迎、气口、神门，条十二经、二十四气、奇经八脉。五脏六腑、三焦、四时之疴，纤悉备具。咸可按用，凡九十七篇。又次张仲景方论为三十六卷，大行于世。

伤寒论

---

① 高平：地名，属山西。

成无己

　　成无己聊摄人，家世儒医，性识明敏，记问该博，撰述伤寒，义皆前人未经道者，指在定体分形析证。若同而异者明之，似是而非者辨之。古今言伤寒者祖张仲景，但因其证而用之，初未有发明其意义。成无己博极研精，深造自得，本《难》、《素》、《灵枢》诸书以发明其奥，因仲景方论以辨析其理。极表里虚实阴阳死生之说，究药病轻重去取加减之意，真得长沙公之旨趣，所著《伤寒论》十卷，《明理论》三卷，《论方》一卷，大行于世。

医林列传

国子监①

　　准　尚书礼部②元祐三年③八月八日符，元祐三年八月七日酉时

　　准　都省送下当月六日

　　敕中书省④勘会，下项医书册数重大，纸墨价高，民间难以买置，八月一日奉

　　圣旨令国子监别作小字雕印。内有浙路⑤小字本者，令所属官司校对，别无差错，即摹印雕版，并候了日，广行印造，只收官纸工墨本价，许民间请买，仍送诸路出卖，奉

　　敕如右，牒到奉行，前批八月七日未时付礼部施行，续准礼部符元祐三年九月二十日准

　　都省送下，当月十七日

　　敕中书省、尚书省送到国子监状，据书库状，准

　　朝旨雕印小字《伤寒论》等医书出卖。契勘工钱，约支用五千余贯，未委于是何官钱支给应副使用，本监比欲依雕四子等体例，于书库卖书钱内借支。又缘所降

　　朝旨，候雕造了日，令只收官纸工墨本价，即别不收息，虑日后难以拨还，欲乞

　　朝廷特赐应副上件钱数支使，候指挥尚书省勘当，欲用

----

　　①　国子监：封建时代的国家教育管理机构和最高学府，汉称太学，晋称国子学，隋、唐、宋、元、明、清皆称国子监，清光绪废，改学部

　　②　礼部：宋代政府官署名，尚书省下辖：吏部、户部、礼部、兵部、刑部、工部。礼部负责：礼、乐、祭、丧、外交、学校事宜。

　　③　元祐三年：北宋哲宗赵煦年号，三年戊辰，即 1088 年。

　　④　中书省：宋代政府官署名，总管国家政务，并负责起草和颁布皇帝诏书。

　　⑤　浙路：今浙江省，唐置江南道，后分置东西二道，宋改置为两浙路（东、西），简称"浙路"，明清改置为浙江省。

本监见在卖书钱，候将来成书出卖，每部只收息一分，余依
元降指挥。奉

　　圣旨依国子监主者，一依

　　敕命，指挥施行

治平二年^①二月四日

医林列传

---

　　①　治平二年：北宋英宗赵曙的年号，二年乙巳，即 1065 年。

进呈，奉

圣旨镂版①施行

朝奉郎守太子右赞善大夫同校正医书飞骑尉赐绯鱼袋臣高保衡

宣德郎守尚书都官员外郎同校正医书骑都尉臣孙奇

朝奉郎守尚书司封郎中充秘阁校理判登闻检院护军赐绯鱼袋臣林亿

翰林学士朝散大夫给事中知制诰充史馆修撰宗正寺修玉牒官兼判太常寺兼礼仪事兼判秘阁秘书省同提举集禧观公事兼提举校正医书所轻车都尉汝南郡开国候食邑一千三百户赐紫金鱼袋臣范镇

推忠协谋佐理功臣金紫光禄大夫行尚书吏部侍郎参知政事柱国天水郡开国公食邑三千户食实封八百户臣赵概

推忠协谋佐理功臣金紫光禄大夫行尚书吏部侍郎参知政事柱国乐安郡开国公食邑二千八百户食实封八百户臣欧阳修

推忠协谋同德佐理功臣特进行中书侍郎兼户部尚书同中书门下平章事集贤殿大学士上柱国庐陵郡开国公食邑七千一百户食实封二千二百户臣曾公亮

推忠协谋同德守正佐理功臣开府仪同三司行尚书右仆射兼门下待郎同中书门下平章事昭文馆大学士监修国史兼译经润文使上柱国卫国公食邑一万七百户食实封三千八百户臣韩琦

知兖州录事参军监国子监书库臣郭直卿

奉议郎国子监主簿云骑尉臣孙准

朝奉郎行国子监丞上骑都尉赐绯鱼袋臣何宗元

朝奉郎守国子司业轻车都尉赐绯鱼袋臣丰稷

---

① 镂版：即雕版印刷，唐前书籍皆写本。雕版印刷盛于宋代。

朝请郎守国子司业上轻车都尉赐绯鱼袋臣盛侨

朝请大夫试国子祭酒直集贤院兼徐王府翊善护军臣郑穆

中大夫守尚书右丞上轻车都尉保定县开国男食邑三百户赐紫金鱼袋臣胡宗愈

中大夫守尚书左丞上护军太原郡开国侯食邑一千八百户食实封二百户赐紫金鱼袋臣王存

中大夫守中书侍郎护军彭城郡开国侯食邑一千一百户食实封二百户赐紫金鱼袋臣刘挚

正议大夫守门下侍郎上柱国乐安郡开国公食邑四千户食实封九百户臣孙固

太中大夫守尚书右仆射兼中书侍郎上柱国高平郡开国侯食邑一千六百户食实封五百户臣范纯仁

太中大夫守尚书左仆射兼门下侍郎上柱国汲郡开国公食邑二千九百户食实封六百户臣吕大防

卷 第 一

辨脉法第一

问曰：脉有阴阳，何谓也？答曰：凡脉大、浮、数、动、滑，此名阳也；脉沉、涩、弱、弦、微，此名阴也。凡阴病见阳脉者生，阳病见阴脉者死。

问曰：脉有阳结、阴结者，何以别之？答曰：其脉浮而数，能食，不大便者，此为实，名曰阳结也，期十七日当剧。其脉沉而迟，不能食，身体重，大便反鞕①，名曰阴结也，期十四日当剧。

问曰：病有洒淅恶寒，而复发热者，何？答曰：阴脉不足，阳往从之；阳脉不足，阴往乘之。曰：何谓阳不足？答曰：假令寸口脉微，名曰阳不足，阴气上入阳中，则洒淅恶寒也。曰：何谓阴不足？答曰：尺脉弱，名曰阴不足，阳气下陷入阴中，则发热也。

阳脉浮一作微，阴脉弱者，则血虚，血虚则筋急也。其脉沉者，荣气微也。其脉浮，而汗出如流珠者，卫气衰也。荣气微者，加②烧针，则血留不行，更发热而躁烦也。

脉蔼蔼，如车盖者，名曰阳结也。一云：秋脉。

---

① 鞕（yìng）：同"硬"，坚之意。下同，不再注。
② 加：施及；射。射，引申为"刺"。

脉累累，如循长竿者，名曰阴结也。一云：夏脉。

脉瞥瞥，如羹上肥者，阳气微也。

脉萦萦，如蜘蛛丝者，阳气衰也。一云：阴气。

脉绵绵，如泻漆之绝者，亡其血也。

脉来缓，时一止复来者，名曰结。脉来数，时一止复来者，名曰促一作：纵。脉阳盛则促，阴盛则结，此皆病脉。

阴阳相搏，名曰动。阳动则汗出，阴动则发热。形冷恶寒者，此三焦伤也。

若数脉见于关上，上下无头尾，如豆大，厥厥动摇者，名曰动也。阳脉浮大而濡，阴脉浮大而濡，阴脉与阳脉同等者，名曰缓也。脉浮而紧者，名曰弦也。弦者状如弓弦，按之不移也。脉紧者，如转索无常也。

脉弦而大，弦则为减，大则为芤。减则为寒，芤则为虚。寒虚相搏，此名为革。妇人则半产、漏下，男子则亡血、失精。

问曰：病有战而汗出，因得解者，何也？答曰：脉浮而紧，按之反芤，此为本虚，故当战而汗出也。其人本虚，是以发战，以脉浮，故当汗出而解也。若脉浮而数，按之不芤，此人本不虚，若欲自解，但汗出耳，不发战也。

问曰：病有不战而汗出解者，何也？答曰：脉大而浮数，故知不战汗出而解也。

问曰：病有不战、不汗出而解者，何也？答曰：其脉自微，此以曾发汗、若吐、若下、若亡血，以内无津液，此阴阳自和，必自愈，故不战、不汗出而解也。

问曰：伤寒三日，脉浮数而微，病人身凉和者，何也？答曰：此为欲解也，解以夜半。脉浮而解者，濈①然汗出

---

① 濈：指汗出不断像流水的样子。

也。脉数而解者，必能食也。脉微而解者，必大汗出也。

问曰：脉病，欲知愈未愈者，何以别之？答曰：寸口、关上、尺中三处，大小、浮沉、迟数同等，虽有寒热不解者，此脉阴阳为和平，虽剧当愈。

师曰：立夏得洪一作：浮大脉，是其本位。其人病，身体苦疼重者，须发其汗。若明日身不疼不重者，不须发汗。若汗濈濈自出者，明日便解矣。何以言之？立夏脉洪大，是其时脉，故使然也。四时仿此。

问曰：凡病欲知何时得？何时愈？答曰：假令夜半得病者，明日日中愈。日中得病者，夜半愈。何以言之？日中得病，夜半愈者，以阳得阴则解也。夜半得病，明日日中愈者，以阴得阳则解也。

寸口脉浮为在表，沉为在里，数为在府，迟为在藏。假令脉迟，此为在藏也。

跌阳①脉浮而涩，少阴脉如经者，其病在脾，法当下利。何以知之？若脉浮大者，气实血虚也。今跌阳脉浮而涩，故知脾气不足，胃气虚也。以少阴脉弦而浮一作：沉才见，此为调脉，故称如经也。若反滑而数者，故知当屎脓②也。

寸口脉浮而紧，浮则为风，紧则为寒。风则伤卫，寒则伤荣。荣卫俱病，骨节烦疼，当发其汗也。

跌阳脉迟而缓，胃气如经也。跌阳脉浮而数，浮则伤胃，数则动脾，此非本病，医特下之所为也。荣卫内陷，其数先微，脉反但浮，其人必大便鞕，气噫而除。何以言之？

---

① 跌阳：指脚背上面。

② 屎脓：《敦煌本伤寒论》、《金匮玉函经》、《高继冲本伤寒论》皆作"溺脓"。是。

本以数脉动脾，其数先微，故知脾气不治，大便鞕，气噫而除。今脉反浮，其数改微，邪气独留，心中则饥，邪热不杀谷，潮热发渴，数脉当迟缓，脉因前后度数如法，病者则饥。数脉不时，则生恶疮也。

师曰：病人脉微而涩者，此为医所病也。大发其汗，又数大下之，其人亡血，病当恶寒，后乃发热，无休止时，夏月盛热，欲著复衣，冬月盛寒，欲裸其身，所以然者，阳微则恶寒，阴弱则发热。此医发其汗，使阳气微，又大下之，令阴气弱。五月之时，阳气在表，胃中虚冷，以阳气内微，不能胜冷，故欲著复衣。十一月之时，阳气在里，胃中烦热，以阴气内弱，不能胜热，故欲裸其身。又阴脉迟涩，故知血亡也。

脉浮而大，心下反鞕，有热，属藏者，攻之，不令发汗。属府者，不令溲数，溲数则大便鞕。汗多则热愈，汗少则便难，脉迟尚未可攻。

脉浮而洪，身汗如油，喘而不休，水浆不下，形体不仁，乍静乍乱，此为命绝也。又未知何藏先受其灾，若汗出发润，喘不休者，此为肺先绝也。阳反独留，形体如烟熏，直视摇头者，此为心绝也。唇吻反青，四肢漐习①者，此为肝绝也。环口黧黑，柔汗发黄者，此为脾绝也。溲便遗失、狂言、目反②直视者，此为肾绝也。又未知何藏阴阳前绝，若阳气前绝，阴气后竭者，其人死，身色必青。阴气前绝，阳气后竭者，其人死，身色必赤，腋下温，心下热也。

寸口脉浮大，而医反下之，此为大逆。浮则无血，大则

---

① 漐习：汗出而四肢颤动。
② 目反：反，通“翻”。《史记·平準书》："杜周治之，狱少反者。"司马贞索隐："反，谓反使从轻也。"按《正字通·又部》："反……又平反，言理正幽枉举活罪囚也。"目反，即翻白眼。

为寒，寒气相搏，则为肠鸣。医乃不知，而反饮冷水，令汗大出，水得寒气，冷必相搏，其人即噎。

趺阳脉浮，浮则为虚，浮虚相搏，故令气噎，言胃气虚竭也。脉滑则为哕。此为医咎，责虚取实，守空迫血。脉浮，鼻中燥者，必衄也。

诸脉浮数，当发热，而洒淅①恶寒。若有痛处，饮食如常者，畜积有脓也。

脉浮而迟，面热赤而战惕者，六七日当汗出而解。反发热者，差迟。迟为无阳，不能作汗，其身必痒也。

寸口脉阴阳俱紧者，法当清邪中于上焦，浊邪中②于下焦。清邪中上，名曰洁也；浊邪中下，各曰浑也。阴中于邪，必内栗也，表气微虚，里气不守，故使邪中于阴也。阳中于邪，必发热、头痛、项强③、颈挛、腰痛、胫酸，所为阳中雾露之气。故曰清邪中上，浊邪中下。阴气为栗④，足膝逆冷，便溺妄出，表气微虚，里气微急，三焦相溷⑤，内

---

① 洒淅：同淅淅。冷的打哆嗦的样子。

② 中：侵袭；伤害；伤。《楚辞·九辩》："憯悽增欷兮，薄寒之中人。"王逸注："有似迫寒之伤人。"晋·葛洪《抱朴子·对俗》："鬼神众精不能犯，五兵百毒不能中。"《汉书·何武传》："显怒，欲以吏事中商。"颜师古注："中，伤之也。"

③ 强：通"僵"。僵硬，不灵活。南朝·宋·刘义庆《世说新语·文学》："殷仲堪云：'三日不读《道德经》，便觉舌本间强。'"《素问·至真要大论》："诸燥狂越，皆属于火。诸暴强直，皆属于风。"高世栻注："诸一时卒暴，筋强而直，屈伸不能。"

④ 栗：通"溧"。寒，凉。唐·萧颖士《有竹》诗之五："我有珍簟，凄其以栗。"《诗·豳风·七月》："一之日觱发，二之日栗烈，无衣无褐，何以卒岁？"朱熹集传："觱发，风寒也；栗烈，气寒也。"

⑤ 溷（hùn）：扰乱。

外不通。上焦怫郁，藏气相熏①，口烂食龂②也。中焦不治③，胃气上冲，脾气不转，胃中为浊，荣卫不通，血凝不流。若卫气前通者，小便赤黄，与热相搏，因热作使，游于经络，出入藏府，热气所过，则为痈脓。若阴气前通者，阳气厥微，阴无所使，客气内入，嚏而出之，声嗢④咽塞。寒厥相追，为热所拥⑤，血凝自下，状如豚肝。阴阳俱厥，脾气弧⑥弱，五液注下。下焦不盍一作：阖，清便下重，令便数难，齐筑湫⑦痛，命将难全。

脉阴阳俱紧者，口中气出，唇口干燥，蜷卧足冷，鼻中涕出，舌上胎⑧滑，勿妄治也。到七日以来，其人微发热，手足温者，此为欲解。或到八日以上，反大发热者，此为难治。设使恶寒者，必欲呕也。腹内痛者，必欲利也。

脉阴阳俱紧，至于吐利，其脉独不解。紧去入安，此为欲解。若脉迟，至六七日，不欲食，此为晚发，水停故也，为未解。食自可者，为欲解。病六七日，手足三部脉皆至，大烦而口噤不能言，其人躁扰者，必欲解也。若脉和，其人大烦，目重⑨，睑内际黄者，此欲解也。

---

① 熏：烧灼；烧炙。
② 食龂：食，通"蚀"。此指腐烂。《逸周书·周祝》："故日之中也仄，月之望也食。"《诗·小雅·十月之交》："日有食之。"孔颖达疏："日食者，月掩之也。"龂，同"龈"，齿根肉。汉·扬雄《太玄·密》："琢齿依龈，君自拔也。"食龂，即牙龈肉烂。
③ 治：安定。
④ 嗢（wà）：吞咽。
⑤ 拥：同"壅"。壅滞。
⑥ 弧：疑为"孤"。弧、孤，形近易讹。
⑦ 齐筑湫：齐，通"脐"。筑，築的简化字，即"杵"。《左传·宣公十一年》："称畚筑，程土物。"孔颖达疏："畚者，盛土之器；筑者，筑土之杵。"湫，凉。齐筑湫，即脐部有棍子样的东西而有凉感。
⑧ 胎：通"苔"。
⑨ 重：感觉沉重。

解浮而数，浮为风，数为虚，风为热，虚为寒，风虚相搏，则洒淅恶寒也。

脉浮而滑，浮为阳，滑为实，阳实相搏，其脉数疾，卫气失度。浮滑之脉数疾，发热汗出者，此为不治。

伤寒咳逆上气，其脉散者死，谓其形损故也。

平脉①法第二

问曰：脉有三部，阴阳相乘②。荣卫血气，在人体躬。呼吸出入，上下于中，因息游布，津液流通。随时动作，效象形容，春弦秋浮，冬沉夏洪。察色观脉，大小不同，一时之间，变无经常，尺寸参差，或短或长。上下乖错，或存或亡。病辄改易，进退低昂。心迷意惑，动失纪纲。愿为具陈③，令得分明。

师曰：子之所问，道之根源。脉有三部，尺寸及关。荣卫流行，不失衡铨④。肾沉、心洪、肺浮、肝弦，此自经常，不失铢分⑤。出入升降，漏刻⑥周旋，水下百刻，一周⑦循环。当复寸口，虚实见焉。变化相乘，阴阳相干。风则浮虚，寒则牢坚。沉潜水滀⑧，支饮急弦。动则为痛，数

7

卷第一

---

① 平脉：平，通"辨"。鉴别。《书·尧典》："平址东作。"孙星衍引郑康成曰："平，一作辨。"平脉，分辨脉，北方人称"品品脉"。
② 乘：利用；凭借。
③ 具陈：详述。
④ 衡铨：鉴别；衡量。
⑤ 铢分：古代衡制中的重量单位。此比喻微小。
⑥ 漏刻：古代计时用漏壶，其内装入水，分为 100 个刻度，当水漏尽，即为 100 刻，正好为一天时间。
⑦ 一周：指十二时辰，即 24 小时。
⑧ 滀：积聚；结聚。

则热烦。设有不应，知变所缘，三部不同，病各异端。大过可怪，不及亦然。邪不空见，终必有奸，审察表里，三焦别焉。知其所舍，消息诊看，料度府藏，独见若神。为子条记，传与贤人。

师曰：呼吸者，脉之头也。初持脉，来疾去迟，此出疾入迟，名曰内虚外实也。初持脉，来迟去疾，此出迟入疾，名曰内实外虚也。

问曰：上工望而知之，中工问而知之，下工脉而知之，愿闻其说。师曰：病家人请，云病人苦发热，身体疼，病人自卧。师到，诊其脉，沉而迟者，知其差①也。何以知之？若表有病者，脉当浮大，今脉反沉迟，故知愈也。假令病人云，腹内卒痛，病人自坐。师到，脉之，浮而大者，知其差也。何以知之？若里有病者，脉当沉而细，今脉浮大，故知愈也。

师曰：病家人来请，云病人发热、烦极。明日师到，病人向壁卧，此热已去也。设令脉不和，处言已愈。设令向壁卧，闻师到，不惊起而盼视，若三言三止，脉之，咽唾者，此诈病也。设令脉自和，处言此病大重，当须服吐下药，针灸数十百处，乃愈。

师持脉，病人欠者，无病也。脉之，呻者，病也。言迟者，风也。摇头言者，里痛也。行迟者，表强也。坐而伏者，短气也。坐②而下一脚者，腰痛也。里实护腹，如怀卵物者，心痛也。

师曰：伏气之病，以意候之，今月之内，欲有伏气。假令旧有伏气，当须脉之。若脉微弱者，当喉中痛似伤，非喉

① 差：同"瘥"。病愈。
② 坐：跪。

痹也。病人云：实咽中痛。虽尔，今复欲下利。

问曰：人恐怖者，其脉何状？师曰：脉形如循丝累累然①，其面白脱色也。问曰：人不饮，其脉何类？师曰：脉自涩，唇口干燥也。问曰：人愧者，其脉何类？师曰：脉浮，而面色乍白乍赤。

问曰：经说，脉有三菽、六菽重者，何谓也？师曰：脉，人以指按之，如三菽之重者，肺气也；如六菽之重者，心气也；如九菽之重者，脾气也；如十二菽之重者，肝气也；按之至骨者，肾气也。菽者，小豆也。假令下利，寸口、关上、尺中，悉不见脉，然尺中时一小见，脉再举头一云：按投者，肾气也。若见损脉来至，为难治。肾为脾所胜，脾胜不应时。

9

问曰：脉有相乘、有纵、有横、有逆、有顺，何谓也？师曰：水行乘②火，金行乘木，名曰纵。火行乘水，木行乘金，名曰横。水行乘金，火行乘木，名曰逆。金行乘③水，木行乘火，名曰顺也。

问曰：脉有残贼，何谓也？师曰：脉有弦、紧、浮、滑、沉、涩，此六脉，名曰残贼，能为诸脉作病也。

问曰：脉有灾怪，何谓也？师曰：假令人病，脉得太阳，与形证相应，因为作汤。比还④送汤，如食顷，病人乃大吐，若下利，腹中痛。师曰：我前来不见此证，今乃变

---

① 累累然：连续不断的样子。
② 行乘：行，通"兴"。唐·韩愈《送窦从事序》："雪霜时降，疠疫不兴。"乘，欺凌；欺侮；侵犯。《汉书·礼乐志》："世衰民散，小人乘君子。"颜师古注："乘，陵也。"另可解作治理，管理。《汉书·魏相传》："明王谨于尊天，慎于养人，故立羲和之官以乘四时，节授民事。"颜师古注："乘，治也。"
③ 乘：生；尅；治理，管理。
④ 比还：等到。

异，是名灾怪。又问曰：何缘作此吐利？答曰：或有旧时服药，今乃发作，故为灾怪耳。

问曰：东方肝脉，其形何似？师曰：肝者，木也，名厥阴，其脉微弦濡弱而长，是肝脉也。肝病自得濡弱者，愈也。假令得纯弦脉者，死。何以知之？以其脉如弦直，此是肝藏伤，故知死也。

南方心脉，其形何似？师曰：心者火也，名少阴，其脉洪大而长，是心脉也。心病自得洪大者，愈也。假令脉来微去大，故名反，病在里也。脉来头小本大，故名复，病在表也。上微头小者，则汗出。下微本大者，则为关格不通，不得尿。头无汗者，可治，有汗者，死。

西方肺脉，其形何似？师曰：肺者金也，名太阴，其脉毛浮也。肺病自得此脉，若得缓迟者，皆愈。若得数者，则剧。何以知之？数者，南方火，火克西方金，法当痈肿，为难治也。

问曰：二月得毛浮脉，何以处言，至秋当死？师曰：二月之时，脉当濡弱，反得毛浮者，故知至秋死。二月肝用事，肝属木，脉应濡弱，反得毛浮脉者，是肺脉也。肺属金，金来克木，故知至秋死。他皆仿此。

师曰：脉，肥人责①浮，瘦人责沉。肥人当沉，今反浮；瘦人当浮，今反沉，故责之。

师曰：寸脉下不至关，为阳绝；尺脉上不至关，为阴绝。此皆不治，决死也。若计其余命生死之期，期以月节克②之也。

---

① 责：求取；获得。
② 克：及。

师曰：脉病人不病，名曰行尸①，以无王②气，卒眩仆不识人者，短命则死。人病脉不病，名曰内虚，以无谷神，虽困无苦。

问曰：翕奄③沉，名曰滑，何谓也？师曰：沉为纯阴，翕为正阳，阴阳和合，故令脉滑，关尺自平。阳明脉微沉，食饮自可。少阴脉微滑，滑者，紧之浮名也，此为阴实，其人必股内汗出，阴下湿也。

问曰：曾为人所难，紧脉从何而来？师曰：假令亡汗，若吐，以肺里寒，故令脉紧也。假令咳者，坐饮冷水，故令脉紧也。假令下利，以胃虚冷，故令脉紧也。

寸口卫气盛，名曰高。高者，暴狂而肥。

荣气盛，名曰章。章者，暴泽而光。

高章相搏④，名曰纲。纲者，身筋急，脉强直故也。

卫气弱，名曰惵。惵者，心中气动迫怯。

荣气弱，名曰卑。卑者，心中常自羞愧。

惵卑相搏，名曰损。损者，五藏六府俱乏气虚惙故也。

卫气和，名曰缓。缓者，四肢不能自收。

荣气和，名曰迟。迟者，身体俱重，但欲眠也。

迟缓相搏，名曰沉。沉者，腰中直，腹内急痛，但欲眠，不欲行。

寸口脉缓而迟，缓则阳气长，其色鲜，其颜光，其声

卷第一

---

① 行尸：指徒具形骸，虽生犹死的人。《汉书·王莽传下》："莽召问群臣禽贼方略。皆曰：'此天囚行尸，命在漏刻。'"《医宗金鉴·金匮要略·治尸厥方》"尸厥脉动而无气"注："形如不病，人有气而脉动失常，名曰行尸。"

② 王：通"旺"。

③ 翕奄：翕；迅疾，引申为数。奄，同时。

④ 搏：加。

商，毛发长。迟则阴气盛，骨髓生，血满①，肌肉紧薄鲜鞕②。阴阳相抱③，荣卫俱行，刚柔相得，名曰强也。

趺阳脉滑而紧，滑者胃气实，紧者脾气强。持实击强，痛还自伤，以手把刃，坐作疮也。

寸口脉浮而大，浮为虚，大为实。在尺为关，在寸为格。关则不得小便，格则吐逆。

趺阳脉伏而涩，伏则吐逆，水谷不化，涩则食不得入，名曰关格。

脉浮而大，浮为风虚，大为气强，风气相搏，必成隐疹，身体为痒。痒者名泄风，久久为痂癞。眉少发稀，身有干疮而腥臭也。

寸口脉弱而迟，弱者卫气微，迟者荣中寒。荣为血，血寒则发热。卫为气，气微者，心内饥，饥而虚满，不能食也。趺阳脉大而紧者，当即下利，为难治。

寸口脉弱而缓，弱者阳气不足，缓者胃气有余。噫而吞酸，食卒不下，气填于膈上也。一作：下。

趺阳脉紧而浮，浮为气，紧为寒。浮为腹满，紧为绞痛。浮紧相搏，肠鸣而转，转即气动，膈气乃下。少阴脉不出，其阴肿大而虚也。

寸口脉微而涩，微者卫气不行，涩者荣气不逮④。荣卫不能相将⑤，三焦无所仰⑥，身体痹不仁。荣气不足，则烦疼，口难言。卫气虚者，则恶寒数欠。三焦不归其部，上焦

---

① 满：盛满。
② 紧薄鲜鞕：紧薄，坚实。鲜，美好。鞕，强劲。
③ 抱：合；相互依赖。
④ 逮：连续。
⑤ 将：扶持；帮助。
⑥ 仰：依赖；依靠。

不归者，噫而酢①吞。中焦不归者，不能消谷引食。下焦不归者，则遗溲。

趺阳脉沉而数，沉为实，数消谷。紧者，病难治。

寸口脉微而涩，微者卫气衰，涩者荣气不足。卫气衰，面色黄。荣气不足，面色青。荣为根，卫为叶。荣卫俱微，则根叶枯槁，而寒栗、咳逆、唾腥、吐涎沫也。

趺阳脉浮而芤，浮者卫气虚，芤者荣气伤，其身体瘦，肌肉甲错，浮芤相搏，宗气微衰，四属断绝。四属者，谓皮、肉、脂、髓。俱竭，宗气则衰矣。

寸口脉微而缓，微者胃气疏，疏则其肤空。缓者胃气实，实则谷消而水化也。谷入于胃，脉道乃行，水入于经，其血乃成。荣盛，则其肤必疏，三焦绝②经，名曰血崩。

趺阳脉微而紧，紧则为寒，微则为虚，微紧相搏，则为短气。少阴脉弱而涩，弱者微烦，涩者厥逆。趺阳脉不出，脾不上下，身冷肤鞕。

少阴脉不至，肾气微，少精血，奔气促迫，上入胸膈，宗气反聚，血结心下，阳气退下，热归阴股，与阴相动，令身不仁，此为尸厥。当刺期门、巨阙。宗气者，三焦归气也，有名无形，气之神使也。下荣玉茎，故宗筋聚缩之也。

寸口脉微，尺脉紧，其人虚损，多汗，知阴常在，绝③不见阳也。

寸口诸微亡阳，诸濡亡血，诸弱发热，诸紧为寒。诸乘

卷第一

寒者，则为厥，郁冒①不仁，以胃无谷气，脾涩不通，口急不能言，战而栗也。

问曰：濡弱何以反适十一头？师曰：五脏六府相乘，故令十一。

问曰：何以知乘府？何以知乘藏？师曰：诸阳浮数为乘府，诸阴迟涩为乘藏也。

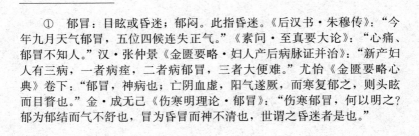

---

① 郁冒：目眩或昏迷；郁闷。此指昏迷。《后汉书·朱穆传》："今年九月天气郁冒，五位四候连失正气。"《素问·至真要大论》："心痛、郁冒不知人。"汉·张仲景《金匮要略·妇人产后病脉证并治》："新产妇人有三病，一者病痉，二者病郁冒，三者大便难。"尤怡《金匮要略心典》卷下："郁冒，神病也；亡阴血虚，阳气遂厥，而寒复郁之，则头眩而目瞀也。"金·成无己《伤寒明理论·郁冒》："伤寒郁冒，何以明之？郁为郁结而气不舒也，冒为昏冒而神不清也，世谓之昏迷者是也。"

卷 第 二

伤寒例第三

四时八节二十四气七十二候决病法①

立春正月节斗②指艮③　雨水正月中指寅

惊蛰二月节指甲　　　春分二月中指卯

清明三月节指乙　　　谷雨三月中指辰

立夏四月节指巽④　　小满四月中指巳

芒种五月节指丙　　　夏至五月中指午

小暑六月节指丁　　　大暑六月中指未

立秋七月节指坤⑤　　处暑七月中指申

白露八月节指庚　　　秋分八月中指酉

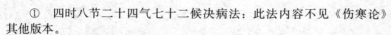

　　① 四时八节二十四气七十二候决病法：此法内容不见《伤寒论》
其他版本。

　　② 斗：星宿名。因象斗形，故以为名，此指北斗星。

　　③ 艮：古以八卦定位。指东北方。《易·说卦》："艮，东北之卦
也。"

　　④ 巽：古以八卦定位。指东南方。《易·说卦》："巽，东南也。"
北魏·郦道元《水经注·谷水》："谷水历侧，左与北川水合，水有二源，
并导北山，东南流，合成一水，自乾注巽入于谷。"

　　⑤ 坤：古以八卦定位。指西南方。宋·苏轼《寄题梅宣义园亭》
诗："我本放浪人，家寄西南坤。"清·黄奭《通纬·易乾凿度》："阴始
于巳，形于未，据正立位，故坤位在西南，阴之正也。"

寒露九月节指辛　　霜降九月中指戌
立冬十月节指乾①　　小雪十月中指亥
大雪十一月节指壬　　冬至十一月中指子
小雪十二月节指癸　　大寒十二月中指丑

二十四气，节有十二，中气有十二，五日为一候，气亦同，合有七十二候，决病生死。此须洞解之也。

《阴阳大论》云：春气温和，夏气暑热，秋气清凉，冬气冰列，此则四时正气之序也。

冬时严寒，万类深藏，君子②固密，则不伤于寒。触冒之者，乃名伤寒耳。

其伤于四时之气，皆能为病。以伤寒为毒③者，以其最成杀厉之气也。中而即病者，名曰伤寒。不即病者，寒毒藏于肌肤，至春变为温病，至夏变为暑病。暑病者，热极重于温也。

是以辛苦之人，春夏多温热病者，皆由冬时触寒所致，非时行之气也。凡时行者，春时应暖，而反大寒；夏时应热，而反大凉；秋时应凉，而反大热；冬时应寒，而反大温。此非其时而有其气，是以一岁之中，长幼之病多相似

伤寒论

16

---

① 乾：古以八卦定方位。指西北方位。《易·说卦》："乾，西北之卦也。"

② 君子：对统治者和贵族男子的通称，常与"小人"或"野人"对举；泛指才德出众的人。《诗·魏风·伐檀》："彼君子兮，不素餐兮！"《孟子·滕文公上》："无君子莫治野人，无野人莫养君子。"《淮南子·说林训》："农夫劳而君子养焉。"高诱注："君子，国君。"《易·乾》："九三，君子终日乾乾。"汉·班固《白虎通·号》："或称君子何？道德之称也。君之为言群也；子者，丈夫之通称也。"宋·王安石《君子斋记》："故天下之有德，通谓之君子。"

③ 毒：酷烈。

者，此则时行之气也。

夫欲候知四时正气为病，及时行疫气之法，皆当按斗历占①之。九月霜降节后，宜渐寒，向冬大寒，至正月，雨水节后，宜解也。所以谓之雨水者，以冰雪解而为雨水故也。至惊蛰二月节后，气渐和暖，向夏大热，至秋便凉。从霜降以后，至春分以前，凡有触冒霜露，体中寒即病者，谓之伤寒也。九月十月，寒气尚微，为病则轻。十一月十二月，寒冽已严，为病则重。正月二月，寒渐将解，为病亦轻。此以冬时不调，适有伤寒之人，即为病也。

其冬有非节之暖者，名为冬温。冬温之毒，与伤寒大异，冬温复有先后，更相重沓，亦有轻重，为治不同，证如后章。

从立春节后，其中无暴大寒，又不冰雪，而有人壮热为病者，此属春时阳气，发于冬时伏寒，变为温病。

从春分以后，至秋分节前，天有暴寒者，皆为时行寒疫也。三月四月，或有暴寒，其时阳气尚弱，为寒所折，病热犹轻。五月六月，阳气已盛，为寒所折，病热则重。七月八月，阳气已衰，为寒所折，病热亦微。其病与温及暑病相似，但治有殊耳。

十五日得一气，于四时之中，一时有六气，四六名为二十四气也。

然气候亦有应至仍不至，或有未应至而至者，（校注者补：或有至而不去者。）或有至而太过者，皆成病气也。但天地动静，阴阳鼓击者，各正一气耳。

是以彼春之暖，为夏之暑。彼秋之忿，为冬之怒。

卷第二

---

① 占：预测；推测。

是故冬至之后，一阳爻①升，一阴爻降也。夏至之后，一阳气下，一阴气上也。斯则冬夏二至，阴阳合也。春秋二分，阴阳离也。阴阳交易，人变病焉。此君子春夏养阳，秋冬养阴，顺天地之刚柔也。小人触冒，必婴②暴疹③。须知毒烈之气，留在何轻，而发何病，详而取之。

是以春伤于风，夏必飧泄④。夏伤于暑，秋必病疟。秋伤于湿，冬必咳嗽。冬伤于寒，春必病温。此必然之道，可不审明之！

伤寒之病，逐日浅深，以施方治。今世人伤寒，或始不早治，或治不对病，或日数久淹，困乃告医。医人又不依次第而治之，则不中病。皆宜临时消息制方，无不效也。

今搜采仲景旧论，录其证候、诊脉声色，对病真方，有神验者，拟防世急也。

又土地温凉，高下不同。物性刚柔，飧居亦异。是故黄帝兴四方之问，岐伯举四治之能，以训后贤，开其未悟者。临病之工，宜须两审也。凡伤于寒，则为病热，热虽甚，不死。若两感于寒而病者，必死。

尺寸俱浮者，太阳受病也，当一二日发。以其脉上连风府，故头项痛，腰脊强。

尺寸俱长者，阳明受病也，当二三日发。以其脉侠鼻、络于目，故身热、目疼、鼻干、不得卧。

---

① 阳爻：爻，《周易》中组成卦的符号叫爻。"—"是阳爻。与阴爻"--"相对。

② 婴：遭受。

③ 疹：同"疢"。疾病。《国语·越语上》："令孤子、寡妇疾疹贫病者，纳宦其子。"《文选·张衡·思玄赋》："毋绵挛以幸己兮，思百忧以自疹。"李善注："疹，疾也。"唐·韩愈《祭郑夫人文》："念寒而衣，念饥而食，疾疹水火，无灾及身。"

④ 飧泄：腹泻而完谷不化。

尺寸俱弦者，少阳受病也，当三四日发。以其脉循胁络于耳，故胸胁痛而耳聋。

此三经皆受病，未入于府者，可汗而已。

尺寸俱沉细者，太阴受病也，当四五日发。以其脉布胃中，络于嗌，故腹满而嗌干。

尺寸俱沉者，少阴受病也，当四五日发。以其脉贯肾，络于肺，系舌本，故口燥舌干而渴。

尺寸俱微缓者，厥阴受病也，当六七日发。以其脉循阴器，络于肝，故烦满而囊缩。

此三经皆受病，已入于府，可下而已。

若两感于寒者，一日太阳受之，即与少阴俱病，则头痛、口干、烦满而渴。二日阳明受之，即与太阴俱病，则腹满身热、不欲食、谵语。三日少阳受之，即与厥阴俱病，则耳聋，囊缩而厥，水浆不入，不知人者，六日死。若三阴三阳、五藏六府皆受病，则荣卫不行。藏府不通，则死矣。

其不两感于寒，更不传经，不加异气者，至七日太阳病衰，头痛少愈也。八日阳明病衰，身热少歇也。九日少阳病衰，耳聋微闻也。十日太阴病衰，腹减如故，则思饮食。十一日少阴病衰，渴止舌干，已而嚏也。十二日厥阴病衰，囊纵，少腹微下，大气①皆去，病人精神爽慧也。若过十三日以上不间，寸尺陷者，大危。

若更感异气，变为他病者，当依后坏病证而治之。若脉阴阳俱盛，重感于寒者，变成温疟。

阳脉浮滑，阴脉濡弱者，更遇于风，变为风温。

阳脉洪数，阴脉实大者，更遇温热，变为温毒。温毒为病最重也。

卷第二

---

① 大气：大，主要。气，邪气。

阳脉濡弱，阴脉弦紧者，更遇温气，变为温疫一本作：疟。以此冬伤于寒，发为温病，脉之变证，方治如说。

凡人有疾，不时即治，隐忍①冀差，以成痼疾。小儿女子，益以滋甚。时气不和，便当早言，寻其邪由，及在腠理，以时治之，罕有不愈者。患人忍之，数日乃说，邪气入藏，则难可制。此为家有患，备虑之要。凡作汤药，不可避晨夜，觉病须臾，即宜便治，不等早晚，则易愈矣。如或差迟，病即传变，虽欲除治，必难为力。服药不如方法，纵意违师，不须治之。

凡伤寒之病，多从风寒得之。始表中风寒，入里则不消矣。未有温复而当，不消散者。不在证治，拟欲攻之，犹当先解表，乃可下之。若表已解，而内不消，非大满，犹生寒热，则病不除。若表已解，而内不消，大满大实，坚有燥屎，自可除下之，虽四五日，不能为祸也。若不宜下，而便攻之，内虚热入，协②热遂利，烦躁诸变，不可胜数，轻者困笃，重者必死矣。

夫阳盛阴虚，汗之则死，下之则愈。阳虚阴盛，汗之则愈，下之则死。夫如是，则神丹安可以误发？甘遂何可以妄攻？虚盛之治，相背千里，吉凶之机，应若影响，岂容易哉！况桂枝下咽，阳盛即毙。承气入胃，阴盛以亡。死生之要，在乎须臾，视身之尽，不暇计日。此阴阳虚实之交错，其候至微，发汗吐下之相反，其祸至速。而医术浅狭，懵然不知病源，为治乃误，使病者殒殁，自谓其分。至今冤魂塞于冥路，死尸盈于旷野，仁者鉴此，岂不痛欤！

凡两感病俱作，治有先后，发表攻里，本自不同。而执

---

① 隐忍：克制；忍耐。
② 协：合并；搀和。

迷用意者，乃云神丹、甘遂，合而饮之，且解其表，又除其里。言巧似是，其理实违。夫智者之举错也，常审以慎。愚者之动作也，必果而速。安危之变，岂可诡哉！世上之士，但务彼翕习①之荣，而莫见此倾危之败，惟明者，居然能护其本，近取诸身，夫何远之有焉。

凡发汗温暖汤药，其方虽言日三服，若病剧不解，当促其间，可半日中尽三服。若与病相阻，即便有所觉。病重者，一日一夜，当晬时②观之，如服一剂，病证犹在，故当复作本汤服之。至有不肯汗出，服三剂乃解。若汗不出者，死病也。

凡得时气病，至五六日，而渴欲饮水，饮不能多，不当与也，何者？以腹中热尚少，不能消之，便更与人作病也。至七八日，大渴，欲饮水者，犹当依证而与之。与之常令不足，勿极意也。言能饮一斗，与五升。若饮而腹满，小便不利，若喘若哕，不可与之也。忽然大汗出，是为自愈也。

凡得病，反能饮水，此为欲愈之病。其不晓病者，但闻病饮水自愈，小渴者，乃强与饮之，因成其祸，不可复数也。

凡得病，厥脉动数，服汤药更迟，脉浮大减小，初躁③后静④，此皆愈证也。

凡治温病，可刺五十九穴。又身之穴，三百六十有五，其三十穴，灸之有害。七十九穴，刺之为灾。并中髓也。

脉四损，三日死。平人四息，病人脉一至，名曰四损。

脉五损，一日死。平人五息，病人脉一至，名曰五损。

---

① 翕习：迅疾。比喻很快见效。
② 晬时：一周时，即一整天。
③ 躁：急；快。此引申为数。
④ 静：和原先一样。此引申为正常。

脉六损，一时死。平人六息，病人脉一至，名曰六损。

脉盛身寒，得之伤寒。脉虚身热，得之伤暑。

脉阴阳俱盛，大汗出，不解者，死。脉阴阳俱虚，热不止者，死。脉至乍数乍疏者，死。脉至如转索，其日死。谵言妄语，身微热，脉浮大，手足温者，生。逆冷，脉沉细者，不过一日死矣。此以前是伤寒热病证候也。

辨痓湿暍脉证第四

伤寒所致太阳病痓、湿、暍此三种，宜应别论，以为与伤寒相似，故此见之。

太阳病，发热无汗，反恶寒者，多曰刚痓①。〔一〕

太阳病，发热汗出而不恶寒，名曰柔痓。〔二〕

太阳病，发热，脉沉而细者，名曰痓。〔三〕

太阳病，发汗太多，因致痓。〔四〕

病身热足寒，颈项强急，恶寒，时头热面赤，目脉赤，独头面摇，卒口噤，背反张者，痓病也。

太阳病，关节疼痛而烦，脉沉而细一作：缓者，此名湿痹一云：中湿。湿痹之候，其人小便不利，大便反快，但当利其小便。〔一〕

湿家之为病，一身尽疼，发热，身色如似熏黄。〔二〕

湿家，其人但头汗出，背强，欲得被复向火。若下之早则哕，胸满，小便不利，舌上如胎者，以丹田有热，胸中有寒，渴欲得水，而不能饮，口燥烦也。〔三〕

湿家下之，额上汗出，微喘，小便利一云：不利者，死。

---

① 痓（zhì）：因风而病。

若下利①不止者，亦死。[四]

问曰：风湿相搏，一身尽疼痛，法当汗出而解。值天阴雨不止，医云：此可发汗，汗之，病不愈者，何也？答曰：发其汗，汗大出者，但风气去，湿气在，是故不愈也。若治风湿者，发其汗，但微微似欲出汗者，风湿俱去也。

湿家病，身上疼痛，发热面黄而喘，头痛，鼻塞而烦，其脉大，自能饮食，腹中和无病，病在头，中寒湿，故鼻塞。内药鼻中，则愈。[五]

病者一身尽疼，发热，日晡②所剧者，此名风湿。此病伤于汗出当风，或久伤取冷所致也。[六]

太阳中热者，暍③是也。其人汗出恶寒，身热而渴也。[一]

太阳中暍者，身热疼重，而脉微弱，此以夏月伤冷水，水行皮中所致也。[二]

太阳中暍者，发热恶寒，身重而疼痛，其脉弦细芤迟，小便已，洒洒然毛耸，手足逆冷，小有劳，身即热，口开，前板齿燥。若发汗，则恶寒甚。加温针，则发热甚。数下之，则淋甚。[三]

辨太阳病脉证并治上第五 <small>合一十六法 方二十四首</small>

太阳中风，阳浮阴弱，发热汗出恶寒，鼻鸣干呕者，桂枝汤主之。[第一]五味。前有太阳病一十一证。

太阳病，头痛发热，汗出恶风者，桂枝汤主之。[第二]

---

① 下利：此指腹泻。
② 晡：申时，即下午3～5点。
③ 暍：中暑。

用前第一方。

太阳病，项背强几几①，反汗出恶风者，桂枝加葛根汤主之。[第三]七味。

太阳病下之后，其气上冲者，桂枝汤主之。[第四]用前第一方。下有太阳坏病一证。

桂枝本为解肌，若脉浮紧，发热汗不出者，不可与之。[第五]下有酒客不可与桂枝一证。

喘家作，桂枝汤加厚朴杏子。[第六]下有服汤吐脓血一证。

太阳病，发汗，遂漏不止，恶风小便难，四肢急，难以屈伸，桂枝加附子汤主之。[第七]六味。

太阳病，下之后，脉促，胸满者，桂枝去芍药汤主之。[第八]四味。

若微寒者，桂枝去芍药加附子汤主之。[第九]五味。

太阳病，八九日如疟状，热多寒少，不呕，清便自可，宜桂枝麻黄各半汤。[第十]七味。

太阳病，服桂枝汤，烦不解，先刺风池、风府，却与桂枝汤。[第十一]用前第一方。

服桂枝汤，大汗出，脉洪大者，与桂枝汤。若形似疟，一日再发者，宜桂枝二麻黄一汤。[第十二]七味。

服桂枝汤，大汗出，大烦渴不解，脉洪大者，白虎加人参汤主之。[第十三]五味。

太阳病，发热恶寒，热多寒少，脉微弱者，宜桂枝二越婢一汤。[第十四]七味。

服桂枝汤，或下之，头项强痛，发热无汗，心下满痛，小便不利者，桂枝去桂加茯苓白术汤主之。[第十五]六味。

---

① 几几：成无己：伸颈之貌也。

伤寒脉浮，自汗出，小便数，心烦，微恶寒，脚挛急，与桂枝，得之便厥，咽干，烦躁，吐逆，作甘草干姜汤与之。厥愈，更作芍药甘草汤与之，其脚即伸。若胃气不和，与调胃承气汤。若重发汗，加烧针者，四逆汤主之。[第十六] 甘草干姜汤，芍药甘草汤并二味。调胃承气汤、四逆汤并三味。

一① 太阳之为病，脉浮，头项强②痛而恶寒③。

二 太阳病，发热，汗出，恶风，脉缓者，名为中风④。

三 太阳病，或已发热，或未发热，必恶寒，体痛，呕逆，脉阴阳俱紧⑤者，名为伤寒⑥。

四 伤寒一日⑦，太阳受之，脉若静⑧者，为不传；颇欲吐，若躁烦，脉数急⑨者，为传也。

五 伤寒二、三日，阳明、少阳证不见者，为不传也。

六 太阳病，发热而渴，不恶寒者，为温病⑩。若发汗已，身灼热者，名风温⑪。风温为病，脉阴阳俱浮，自汗出，身重，多眠睡，鼻息必鼾，语言难出。若被下者，小便

---

① 一：原书条文无序号，今据约定俗成的规则及现代共认的条文序号，另补加，以便查阅。下同，不再注。

② 强（jiàng）：强直不柔和貌。即头痛项强之意。

③ 恶（wù）寒：恶，憎恶的意思。恶寒即怕冷。

④ 中（zhòng）风：指外感风寒引起表证之证名。与猝然晕倒，口眼喎斜之中风病不同。

⑤ 脉阴阳俱紧：阴阳，指尺脉和寸脉而言。脉阴阳俱紧，即寸关尺三部之脉皆现紧象。

⑥ 伤寒：指外感风寒引起表证之证名。此处指狭义伤寒表实证。

⑦ 伤寒一日：伤寒，指外感风寒之邪。伤寒一日，指受邪之初。

⑧ 脉若静：静者，平静之意。此处指脉不数不急，与证相符，尚未发生变化。

⑨ 脉数急：与脉静相对而言。提示脉象已发生变化。

⑩ 温病：属广义伤寒之一。

⑪ 风温：在此指温病误用辛温发汗引起的一种变证，非为温病学的风温证。但也有注家认为风温是温病学的一种。供参考。

不利，直视失溲①。若被火②者，微发黄色，剧则如惊痫，时瘈疭③，若火熏之④。一逆⑤尚引日，再逆促命期。

　　七　病有发热恶寒者，发于阳也；无热恶寒者，发于阴也。发于阳，七日愈；发于阴，六日愈。以阳数七、阴数六故也。

　　八　太阳病，头痛至七日以上自愈者，以行其经尽⑥故也。若欲作再经⑦者，针足阳明，使经不传则愈。

　　九　太阳病欲解时，从巳至未上⑧。

　　十　风家⑨，表解而不了了⑩者，十二日愈。

　　十一　病人身太热⑪，反欲得衣者，热在皮肤⑫，寒在骨髓⑬也；身大寒⑭，反不欲近衣者，寒在皮肤，热在骨髓也。

----

　　①　失溲：溲泛指大小便而言。失溲，为大小便失禁。
　　②　被火：指误用烧针、熏、熨、灸等一类的方法治疗。
　　③　瘈疭（chì zòng）：瘈同瘛。指手足抽搐痉挛。
　　④　若火熏之：象火熏一样，指病人皮肤色泽晦暗枯黄。
　　⑤　逆：指与理不顺的治疗错误。
　　⑥　行其经尽：行尽本经。此处指邪在太阳经之势已衰，并未传他经。
　　⑦　欲作再经：此处指欲传阳明。
　　⑧　从巳至未上：系指巳、午、未三个时表。即从 9 时至 15 时之前。
　　⑨　风家：此处指患太阳病者，包括中风、伤寒在内。
　　⑩　不了了：了者，完毕之意。此处不了了，指病虽解而未尽愈，身体尚觉不爽。
　　⑪　太热：《注解伤寒论》作"大热"，是。
　　⑫　皮肤：此处指代人体浅表部位，即表。
　　⑬　骨髓：此处指代人体深层部位，即里。
　　⑭　身大寒：严重的肤冷、肢厥甚至寒战鼓噤。

十二　太阳中风，阳浮而阴弱①。阳浮者，热自发；阴弱者，汗自出。啬啬恶寒②，淅淅恶风③，翕翕发热④，鼻鸣干呕者，桂枝汤主之。［方一］

桂枝三两，去皮　芍药三两　甘草二两，炙　生姜三两，切　大枣十二枚，擘

上⑤五味，㕮咀⑥三味，以水七升，微火煮取三升，去滓。适寒温，服一升。服已须臾⑦，啜⑧热稀粥一升余，以助药力。温服⑨令一时许，遍身漐漐⑩微似有汗者益佳，不可令如水流漓，病必不除。若一服汗出病差，停后服，不必尽剂。若不汗，更服，依前法；又不汗，后服小促其间⑪。半日许，令三服尽。若病重者，一日一夜服，周时⑫观之，服一剂尽，病证犹在者，更作服。若汗不出，乃服至二、三剂。禁生冷、粘滑、肉面、五辛⑬、酒酪、臭恶等物。

---

①　阳浮而阴弱：有两种含义：一指脉象而言，轻取见浮，故称阳浮；沉取见弱，故称阴弱。即指浮缓之脉。二指病机而言，卫阳浮盛，故称阳浮；营阴不足，故称阴弱。

②　啬（sè）啬恶寒：啬，畏缩怕冷之状。啬啬恶寒，形容恶寒的状态。

③　淅（xī）淅恶风：如冷水洒身，不禁其寒，用此形容恶风之状。

④　翕（xī）翕发热：温和之意。翕翕发热，形容发热轻浅之状。

⑤　上：原书为"右"，现改横排本，故改为"上"，下同此，不再注。

⑥　㕮咀（fǔ jǔ）：将药破碎成小块。

⑦　须臾：很短的时间。

⑧　啜（chuò）：原意是尝、饮、喝。此指大口渴的意思。

⑨　温服：加盖衣被，取暖助汗。

⑩　漐漐（zhé zhé）：形容微微汗出潮润之状。

⑪　小促其间：略缩短服药间隔时间。

⑫　周时：一昼夜对时（24 小时），为周时。

⑬　五辛：《本草纲目》以小蒜、大蒜、韭、芸苔、胡荽为五辛。泛指有香窜刺激性气味的蔬菜。

十三　太阳病，头痛，发热，汗出，恶风，桂枝汤主之。[方二] 用前第一方。

十四　太阳病，项背强几几，反汗出恶风者，桂枝加葛根汤主之。[方三]

葛根四两　麻黄三两，去节　芍药二两　生姜三两，切　甘草二两，炙　大枣十二枚，擘　桂枝二两，去皮

上七味，以水一斗，先煮麻黄、葛根，减二升，去上沫，内诸药，煮取三升，去滓。温服一升，覆取微似汗，不须啜粥。余如桂枝法将息及禁忌。臣亿等谨按：仲景本论，太阳中风自汗用桂枝，伤寒无汗用麻黄，今证云汗出恶风，而方中有麻黄，恐非本意也。第三卷有葛根汤证云无汗恶风，正与此方同，是合用麻黄也。此云桂枝加葛根汤，恐是桂枝中但加葛根耳。

十五　太阳病，下之后，其气上冲①者，可与桂枝汤，方用前法；若不上冲者，不得与之。[方四]

十六　太阳病三日，已发汗，若吐、若下、若温针，仍不解者，此为坏病②，桂枝③不中④与之也。观其脉证，知犯何逆⑤，随证治之。桂枝本为解肌⑥，若其人脉浮紧，发热汗不出者，不可与之也。常须识⑦此，勿令误也。[方五]

---

①　气上冲：两种解释：一指病人自觉症状，"气上冲"即病人自觉胸中有气上逆；一指太阳经气，"气上产中"即太阳经气上冲，与邪相争，表证仍在。

②　坏病：即变证，指由误治使原发病出现反常变化、无六经病临床特征的病证。

③　桂枝：此处指桂枝汤。

④　不中：不能，不宜。

⑤　知犯何逆：知：了解，考察；犯：发生，错误地使用；逆：误治。知犯何逆指了解、考察误治经过。

⑥　解肌：解散肌表之邪的意思。

⑦　识（zhì）：记住之意。

十七　若酒客①病，不可与桂枝汤，得之则呕，以酒客不喜甘故也。

十八　喘家②，作桂枝汤，加厚朴杏子佳。〔方六〕

十九　凡服桂枝汤吐者，其后必吐脓血也。

二〇　太阳病，发汗，遂漏不止③，其人恶风，小便难④，四肢微急⑤，难以屈伸者，桂枝加附子汤主之。〔方七〕

桂枝三两，去皮　芍药三两　甘草三两，炙　生姜三两，切　大枣十二枚，擘　附子一枚，炮，去皮，破八片

上六味，以水七升，煮取三升，去滓。温服一升。本云桂枝汤，今加附子。将息如前法。

二一　太阳病，下之后，脉促，胸满者，桂枝去芍药汤主之。〔方八〕促，一作：纵。

桂枝三两，去皮　甘草二两，炙　生姜三两，切　大枣十二枚，擘

上四味，以水七升，煮取三升，去滓。温服一升，本云：桂枝汤，今去芍药。将息如前法。

二二　若微寒者，桂枝去芍药加附子汤主之。〔方九〕

桂枝三两，去皮　甘草二两，炙　生姜三两，切　大枣十二枚，擘　附子一枚，炮，去皮，破八片

上五味，以水七升，煮取三升，去滓。温服一升。本云：桂枝汤，今去芍药，加附子。将息如前法。

卷第二

———————

①　酒客：指平素嗜酒之人。

②　喘家：指素有喘病的人。

③　遂漏不止：遂，作于是，因而解。漏，渗泄不止。全句解为因而汗液渗出不止，称为漏汗。

④　小便难：小便少而不畅。

⑤　微急：微有拘急。

二三　太阳病，得之八九日，如疟状①，发热恶寒，热多寒少，其人不呕，清便欲自可②，一日二三度发。脉微缓③者，为欲愈也；脉微而恶寒者，此阴阳俱虚④，不可更发汗、更下、更吐也；面色反有热色⑤者，未欲解也，以其不能得小汗出，身必痒，宜桂枝麻黄各半汤。[方十]

桂枝一两十六铢，去皮　芍药　生姜切　甘草炙　麻黄去节，各一两　大枣四枚，擘　杏仁二十四枚，汤浸，去皮尖及两仁者

上七味，以水五升，先煮麻黄一二沸，去上沫，内诸药，煮取一升八合，去滓。温服六合。本云：桂枝汤三合，麻黄汤三合，并为六合，顿服。将息如上法。臣亿等谨按：桂枝汤：桂枝、芍药、生姜各三两，甘草二两，大枣十二枚。麻黄汤方：麻黄三两，桂枝二两，甘草一两，杏仁七十个。今以算法约之，二汤各取三分之一，即得桂枝一两十六铢，芍药、生姜、甘草各一两，大枣四枚，杏仁二十三个零三分枚之一，收之得二十四个，合方。详此方乃三分之一，非各半也，宜云合半汤。

二四　太阳病，初服桂枝汤，反烦不解者，先刺风池⑥、风府⑦，却与桂枝汤则愈。[方十一]用前第一方。

二五　服桂枝汤，大汗出，脉洪大者，与桂枝汤，如前法。若形似疟，一日再发⑧者，汗出必解，宜桂枝二麻黄一汤。[方十二]

桂枝一两十七铢，去皮　芍药一两六铢　麻黄十六铢，去节

---

① 如疟状：指发热恶寒呈阵发性，并非疟疾寒热交替出现。
② 清便欲自可：清，同圊。指大小便尚能如常。
③ 脉微缓：指脉象微微和缓。
④ 阴阳俱虚：此指表里俱虚。
⑤ 热色：即红色。
⑥ 风池：足少阳胆经穴名。在枕骨粗隆直下正中凹陷，与乳突连线之中点，两筋凹陷处。
⑦ 风府：督脉经穴名。在后项入发际一寸，枕骨与第一颈椎之间。
⑧ 一日再发：一天发作两次。

生姜一两六铢，切　杏仁十六个，去皮尖　甘草一两二铢，炙　大枣五枚，擘

上七味，以水五升，先煮麻黄一二沸，去上沫，内诸药，煮取二升，去滓。温服一升，日再服。本云：桂枝汤二分、麻黄汤一分，合为二升，分再服。今合为一方，将息如前法。臣亿等谨按：桂枝汤方：桂枝、芍药、生姜各三两，甘草二两，大枣十二枚。麻黄汤方：麻黄三两，桂枝二两，甘草一两，杏仁七十个。今以算法约之，桂枝汤取十二分之五，即得桂枝、芍药、生姜各一两六铢，甘草二十铢，大枣五枚。麻黄汤取九分之二，即得麻黄十六铢，桂枝十铢三分铢之二，收之得十一铢，甘草五铢三分铢之一，收之得六铢，杏仁十五个九分枚之四，收之得十六个。二汤所取相合，即共得桂枝一两十七铢，麻黄十六铢，生姜、芍药各一两六铢，甘草一两二铢，大枣五枚，杏仁十六个，合方。

二六　服桂枝汤，大汗出后，大烦渴不解，脉洪大者，白虎加人参汤主之。〔方十三〕

知母六两　石膏一斤，碎，绵裹　甘草二两，炙　粳米六合　人参三两

上五味，以水一斗，煮米熟，汤成，去滓。温服一升，日三服。

二七　太阳病，发热恶寒，热多寒少。脉微弱者，此无阳也，不可发汗。宜桂枝二越婢一汤。〔方十四〕

桂枝去皮　芍药　麻黄　甘草炙，各十八铢　大枣四枚，擘　生姜一两二铢，切　石膏二十四铢，碎，绵裹

上七味，以水五升，煮麻黄一二沸，去上沫，内诸药，煮取二升，去滓。温服一升。本云：当裁为越婢汤、桂枝汤合之，饮一升。今合为一方，桂枝汤二分，越婢汤一分。臣亿等谨按：桂枝汤方：桂枝、芍药、生姜各三两，甘草二两，大枣十二枚。越婢汤方：麻黄二两，生姜三两，甘草二两，石膏半斤，大枣十五枚。今以算法约之，桂枝汤取四分之一，即得桂枝、芍药、生姜各十八

铢，甘草十二铢，大枣三枚。越婢汤取八分之一，即得麻黄十八铢、生姜九铢，甘草六铢、石膏二十四铢，大枣一枚八分之七，弃之。二汤所取相合，即共得桂枝、芍药、甘草、麻黄各十八铢，生姜一两三铢，石膏二十四铢，大枣四枚，合方。旧云：桂枝三，今取四分之一，即当云桂枝二也。越婢汤方，见仲景杂方中。《外台秘要》一云：起脾汤。

二八　服桂枝汤，或下之，仍头项强痛，翕翕发热，无汗，心下满微痛，小便不利者，桂枝去桂加茯苓白术汤主之。[方十五]

芍药三两　甘草二两，炙　生姜切　白术　茯苓各三两

大枣十二枚，擘

上六味，以水八升，煮取三升，去滓。温服一升。小便利则愈。本云：桂枝汤，今去桂枝加茯苓、白术。

二九　伤寒，脉浮，自汗出，小便数，心烦，微恶寒，脚挛急①。反与桂枝，欲攻其表，此误也。得之便厥②，咽中干，烦躁吐逆者，作甘草干姜汤与之，以复其阳；若厥愈足温者，更作芍药甘草汤与之，其脚即伸；若胃气不和，谵语者，少与调胃承气汤。若重发汗，复加烧针者，四逆汤主之。[方十六]

甘草干姜汤方

甘草四两，炙　干姜二两

上二味，以水三升，煮取一升五合，去滓。分温再服。

芍药甘草汤方

白芍药　甘草炙，各四两

上二味，以水三升，煮取一升五合，去滓。分温再服。

调胃承气汤方

---

①　脚挛急：脚：小腿。脚挛急，即小腿筋肉拘急，伸屈不利，或伴有轻度疼痛。

②　厥：厥逆，指手足厥冷。

32

大黄四两，去皮，清酒洗　甘草二两，炙　芒消半升

上三味，以水三升，煮取一升，去滓。内芒消，更上火微煮令沸。少少温服之。

四逆汤方

甘草二两，炙　干姜一两半　附子一枚，生用，去皮，破八片

上三味，以水三升，煮取一升二合，去滓。分温再服。强人可大附子一枚、干姜三两。

三〇　问曰：证象阳旦①，按法治之而增剧，厥逆，咽中干，两胫拘急而谵语。师曰：言夜半手足当温，两脚当伸，后如师言。何以知此？答曰：寸口脉浮而大。浮为风，大为虚，风则生微热，虚则两胫挛，病形象桂枝，因加附子参其间，增桂令汗出，附子温经，亡阳故也。厥逆，咽中干，烦躁，阳明内结，谵语烦乱，更饮甘草干姜汤。夜半阳气还，两足当热，胫尚微拘急，重与芍药甘草汤，尔乃胫伸。以承气汤微溏，则止其谵语，故知病可愈。

33

卷第二

① 阳旦：桂枝汤又名阳旦汤，故此处"阳旦"指桂枝汤证。

卷 第 三

辨太阳病脉证并治中第六 合六十六法　方三十九首
并见太阳阳明合病法

太阳病，项背强几几，无汗，恶风，葛根汤主之。［第一］七味。

太阳阳明合病，必自利，葛根汤主之。［第二］用第一方。一云：用后第四方。

太阳阳明合病，不下利，但呕者，葛根加半夏汤主之。［第三］八味。

太阳病，桂枝证，医反下之，利不止，葛根黄芩黄连汤主之。［第四］四味。

太阳病，头痛发热，身疼，恶风，无汗而喘者，麻黄汤主之。［第五］四味。

太阳阳明合病，喘而胸满，不可下，宜麻黄汤主之。［第六］用前第五方。

太阳病，十日以去，脉浮细而嗜卧者，外已解。设胸满痛，与小柴胡汤。脉但浮者，与麻黄汤。［第七］用前第五方。小柴胡汤，七味。

太阳中风，脉浮紧，发热恶寒身疼痛，不汗出而烦躁者，大青龙汤主之。［第八］七味。

伤寒，脉浮缓，身不疼，但重，乍有轻时，无少阴证，大青龙汤发之。［第九］用前第八方。

伤寒表不解，心下有水气，干呕，发热而咳，小青龙汤主之。［第十］八味，加减法附。

伤寒，心下有水气，咳而微喘，小青龙汤主之。[第十一] 用前第十方。

太阳病，外证未解，脉浮弱者，当以汗解，宜桂枝汤。[第十二] 五味。

太阳病，下之微喘者，表未解，桂枝加厚朴杏子汤主之。[第十三] 七味。

太阳病，外证未解，不可下也，下之为逆，解外宜桂枝汤。[第十四] 用前第十二方。

太阳病，先发汗不解，复下之，脉浮者，当解外，宜桂枝汤。[第十五] 用前第十二方。

太阳病，脉浮紧无汗，发热身疼痛，八九日不解，表证在，发汗已，发烦，必衄，麻黄汤主之。[第十六] 用前第五方。下有太阳病，并二阳并病四证。

脉浮者，病在表，可发汗，宜麻黄汤。[第十七] 用前第五方。一法用桂枝汤。

脉浮数者，可发汗，宜麻黄汤。[第十八] 用前第五方。

病常自汗出，荣卫不和也，发汗则愈，宜桂枝汤。[第十九] 用前第十二方。

病人藏无他病，时自汗出，卫气不和也，宜桂枝汤。[第二十] 用前第十二方。

伤寒脉浮紧，不发汗，因衄，麻黄汤主之。[第二十一] 用前第五方。

伤寒不大便，六七日，头痛，有热，与承气汤。小便清者，知不在里，当发汗，宜桂枝汤。[第二十二] 用前第十二方。

伤寒发汗解半日许，复热烦，脉浮数者，可更发汗，宜桂枝汤。[第二十三] 用前第十二方。下别有三病证。

下之后，复发汗，昼日烦躁不得眠，夜而安静，不呕不渴，无表证，脉沉微者，干姜附子汤主之。［第二十四］二味。

发汗后，身疼痛，脉沉迟者，桂枝加芍药、生姜各一两，人参三两，新加汤主之。［第二十五］六味。

发汗后，不可行桂枝汤。汗出而喘，无大热者，可与麻黄杏子甘草石膏汤。［第二十六］四味。

发汗过多，其人叉手自冒①心，心悸欲得按者，桂枝甘草汤主之。［第二十七］二味。

发汗后，脐下悸，欲作奔豚，茯苓桂枝甘草大枣汤主之。［第二十八］四味。下有作甘烂水法。

发汗后，腹胀满者，厚朴生姜半夏甘草人参汤主之。［第二十九］五味。

伤寒吐下后，心下逆满，气上冲胸，头眩，脉沉紧者，茯苓桂枝白术甘草汤主之。［第三十］四味。

发汗病不解，反恶寒者，虚故也，芍药甘草附子汤主之。［第三十一］三味。

发汗，若下之，不解，烦躁者，茯苓四逆汤主之。［第三十二］五味。

发汗后恶寒，虚故也。不恶寒，但热者，实也，与调胃承气汤。［第三十三］三味。

太阳病，发汗后，大汗出，胃中干躁，不能眠，欲饮水，小便不利者，五苓散主之。［第三十四］五味，即猪苓散是。

发汗已，脉浮数，烦渴者，五苓散主之。［第三十五］用前第三十四方。

――――――――

① 冒：覆。引申为"捂"。

伤寒汗出而渴者，五苓散；不渴者，茯苓甘草汤主之。
［第三十六］四味。

中风发热，六七日不解而烦，有表里证，渴欲饮水，水
入则吐，名曰水逆，五苓散主之。［第三十七］用前第三十四
方。下别有三病证。

发汗吐下后，虚烦不得眠，心中懊憹，栀子豉汤主之。
若少气者，栀子甘草豉汤主之。若呕者，栀子生姜豉汤主
之。［第三十八］栀子豉汤二味。栀子甘草豉汤、栀子生姜豉汤，并
三味。

发汗，若下之，烦热，胸中窒者，栀子豉汤主之。［第
三十九］用上初方。

伤寒五六日，大下之，身热不去，心中结痛者，栀子豉
汤主之。［第四十］用上初方。

伤寒下后，心烦腹满，卧起不安者，栀子厚朴汤主之。
［第四十一］三味。

伤寒，医以丸药下之，身热不去，微烦者，栀子干姜汤
主之。［第四十二］二味。下有不可与栀子汤一证。

太阳病，发汗不解，仍发热，心下悸，头眩，身𥆧，真
武汤主之。［第四十三］五味。下有不可汗五证。

汗家重发汗、必恍惚心乱，禹余粮丸主之。［第四十四］
方本阙。下有吐蛔，先汗下二证。

伤寒，医下之，清谷不止，身疼痛，急当救里。后身疼
痛，清便自调，急当救表。救里宜四逆汤，救表宜桂枝汤。
［第四十五］桂枝汤用前第十二方。四逆汤三味。

太阳病未解，脉阴阳俱停，阴脉微者，下之解，宜调胃
承气汤。［第四十六］用前第三十三方。一云：用大柴胡汤。前有太
阳病一证。

太阳病，发热汗出，荣弱卫强①，故使汗出。欲救邪风，宜桂枝汤。[第四十七] 用前第十二方。

伤寒五六日，中风，往来寒热，胸胁苦满，不欲食，心烦喜呕者，小柴胡汤主之。[第四十八] 再见柴胡汤，加减法附。

血弱气尽，腠理开，邪气因入，与正气分争，往来寒热，休作有时，小柴胡汤主之。[第四十九] 用前方。渴者属阳明证附，下有柴胡不中与一证。

伤寒四五日，身热恶风，项强，胁下满，手足温而渴者，小柴胡汤主之。[第五十] 用前方。

伤寒阳脉涩，阴脉弦，法当腹中急痛，先与小建中汤。不差者，小柴胡汤主之。[第五十一] 用前方。小建中汤六味。下有呕家不可用建中汤，并服小柴胡汤一证。

伤寒二三日，心中悸而烦者，小建中汤主之。[第五十二] 用前第五十一方。

太阳病，过经十余日，反二三下之，后四五日，柴胡证仍在，微烦者，大柴胡汤主之。[第五十三] 加大黄，八味。

伤寒十三日不解，胸胁满而呕，日晡发潮热，柴胡加芒消汤主之。[第五十四] 八味。

伤寒十三日，过经谵语者，调胃承气汤主之。[第五十五] 用前第三十二方。

太阳病不解，热结膀胱，其人如狂，宜桃核承气汤。[第五十六] 五味。

伤寒八九日，下之，胸满烦惊，小便不利，谵语，身重者，柴胡加龙骨牡蛎汤主之。[第五十七] 十二味。

————————————

① 强：通"僵"。本义为趴下或仰倒。百足之虫，死而不僵。引申为垮台；虚弱。此指虚弱。

伤寒腹满谵语，寸口脉浮而紧，此肝乘脾也，名曰纵，刺期门。[第五十八]。

伤寒发热，啬啬①恶寒，大渴欲饮水，其腹必满，自汗出，小便利，此肝乘肺也，名曰横，刺期门。[第五十九] 下有太阳病二证。

伤寒脉浮，医火劫之，亡阳，必惊狂，卧起不安者，桂枝去芍药加蜀漆牡蛎龙骨救逆汤主之。[第六十] 七味。下有不可火五证。

烧针被②寒，针处核起，必发奔豚气，桂枝加桂汤主之。[第六十一] 五味。

火逆下之，因烧针烦躁者，桂枝甘草龙骨牡蛎汤主之。[第六十二] 四味。下有太阳四证。

太阳病，过经十余日，温温欲吐，胸中痛，大便微溏，与调胃承气汤。[第六十三] 用前第三十三方。

太阳病，六七日，表证在，脉微沉，不结胸，其人发狂，以热在下焦，少腹满，小便自利者，下血乃愈，抵当汤主之。[第六十四] 四味。

太阳病，身黄，脉沉结，少腹鞕，小便自利，其人如狂者，血证谛③也，抵当汤主之。[第六十五] 用前方。

伤寒有热，少腹满，应小便不利，今反利者，有血也，当下之，宜抵当丸。[第六十六] 四味。下有太阳病一证。

三一　太阳病，项背强几几④，无汗，恶风，葛根汤主之。[方一]

———————

① 啬啬：机体畏寒收缩貌。《金匮要略·腹满寒疝宿食病》："寸口脉弦者，即胁下拘急而痛，其人啬啬恶寒也。"

② 被：受，冒。

③ 谛：确凿。

④ 项背强几几（shū shū）：几几，形容项背牵强拘急不自如貌。几亦有读作 jīn 者。

葛根四两　　麻黄三两，去节　　桂枝二两，去皮　　生姜三两，切　甘草二两，炙　芍药二两　大枣十二枚，擘

上七味，以水一斗，先煮麻黄、葛根，减二升，去白沫，内诸药，煮取三升，去滓。温服一升，覆取微似汗。余如桂枝法将息①及禁忌。诸汤皆仿此。

三二　太阳与阳明合病者，必自下利，葛根汤主之。[方二] 用前第一方，一云：用后第四方。

三三　太阳与阳明合病，不下利，但呕②者，葛根加半夏汤主之。[方三]

葛根四两　　麻黄三两，去节　　甘草二两，炙　芍药二两　桂枝二两，去皮　　生姜二两，切　半夏半升，洗　大枣十二枚，擘

上八味，以水一斗，先煮葛根、麻黄，减二升，去白沫，内诸药，煮取三升，去滓。温服一升。覆取微似汗。

三四　太阳病，桂枝证，医反下之，利遂不止。脉促者，表未解也。喘而汗出者，葛根黄芩黄连汤主之。[方四] 促，一作纵。

葛根半斤　甘草二两，炙　黄芩三两　黄连三两

上四味，以水八升，先煮葛根，减二升，内诸药，煮取二升，去滓。分温再服。

三五　太阳病，头痛，发热，身疼，腰痛，骨节疼痛，恶风，无汗而喘者，麻黄汤主之。[方五]

麻黄三两，去节　桂枝二两，去皮　甘草一两，炙　杏仁七十个，去皮尖

上四味，以水九升，先煮麻黄，减二升，去上沫，内③诸药，煮取二升半，去滓。温服八合。覆取微似汗，不须啜

---

① 将息：调养，养息，即护理调理的意思。
② 但呕：但，只也。只有呕逆。
③ 内：同"纳"。放。

粥，余如桂枝法将息。

三六　太阳与阳明合病，喘而胸满者，不可下，宜麻黄汤。[方六] 用前第五方。

三七　太阳病，十日以去，脉浮细而嗜卧者，外已解也。设胸满胁痛者，与小柴胡汤。脉但浮者，与麻黄汤。[方七] 用前第五方。

小柴胡汤方

柴胡半斤　黄芩　人参　甘草炙　生姜切，各三两　大枣十二枚，擘　半夏半升，洗

上七味，以水一斗二升，煮取六升，去滓，再煎取三升。温服一升，日三服。

三八　太阳中风，脉浮紧，发热恶寒，身疼痛，不汗出而烦躁者，大青龙汤主之。若脉微弱，汗出恶风者，不可服之。服之则厥逆①，筋惕肉𥇜②，此为逆也。大青龙汤方。[方八]

麻黄六两，去节　桂枝二两，去皮　甘草二两，炙　杏仁四十枚，去皮尖　生姜三两，切　大枣十枚，擘　石膏如鸡子大，碎

上七味，以水九升，先煮麻黄，减二升，去上沫，内诸药，煮取三升，去滓。温服一升。取微似汗。汗出多者，温粉粉之。一服汗者，停后服。若复服，汗多亡阳，遂一作：逆虚，恶风，烦躁，不得眠也。

三九　伤寒脉浮缓，身不疼，但重，乍有轻时，无少阴证者，大青龙汤发之。[方九] 用前第八方。

四〇　伤寒表不解，心下有水气，干呕发热而咳，或

41

卷第三

①　厥逆：即手足厥冷。
②　筋惕肉𥇜（shùn）：指筋肉跳动。

渴，或利，或噎①，或小便不利、少腹满，或喘者，小青龙汤主之。[方十]

麻黄_{去节}　芍药　细辛　干姜　甘草_炙　桂枝_{去皮，各三}两　五味子_{半升}　半夏_{半升，洗}

上八味，以水一斗，先煮麻黄，减二升，去上沫，内诸药，煮取三升，去滓。温服一升。若渴，去半夏，加栝楼三两；若微利，去麻黄，加荛花，如一鸡子，熬②令赤色；若噎者，去麻黄，加附子一枚，炮；若小便不利、少腹满者，去麻黄，加茯苓四两；若喘，去麻黄，加杏仁半升，去皮尖。且荛花不治利，麻黄主喘，今此语反之，疑非仲景意。臣亿等谨按：小青龙汤，大要治水。又按《本草》，荛花下十二水，若水去，利则止也。又按《千金》，形肿者，应内麻黄，乃内杏仁者，以麻黄发其阳故也。以此证之，岂非仲景意也。

四一　伤寒，心下有水气，咳而微喘，发热不渴。服汤已，渴者，此寒去欲解也，小青龙汤主之。[方十一]用前第十方。

四二　太阳病，外证③未解，脉浮弱者，当以汗解，宜桂枝汤。[方十二]

桂枝_{去皮}　芍药　生姜_{切，各三两}　甘草_{二两，炙}　大枣_{十二枚，擘}

上五味，以水七升，煮取三升，去滓。温服一升。须臾啜热稀粥一升，助药力，取微汗。

四三　太阳病，下之微喘者，表未解故也，桂枝加厚朴杏子汤主之。[方十三]

---

① 噎（yē）：指咽喉部有气逆阻塞感。
② 熬：用火加工药物的方法。本书很多药物都用熬来处理，因此包括焙、炒、火燎等方法。
③ 外证：即表证。指发热、恶风寒等表证而言。

桂枝三两，去皮　甘草二两，炙　生姜三两，切　芍药三两
大枣十二枚，擘　厚朴二两，炙，去皮　杏仁五十枚，去皮尖

上七味，以水七升，微火煮取三升，去滓。温服一升。
覆取微似汗。

四四　太阳病，外证未解，不可下也，下之为逆。欲解
外者，宜桂枝汤。[方十四]用前第二十方。

四五　太阳病，先发汗不解，而复下之，脉浮者不愈。
浮为在外，而反下之，故令不愈。今脉浮，故在外，当须解
外则愈，宜桂枝汤。[方十五]用前第十二方。

四六　太阳病，脉浮紧，无汗，发热，身疼痛，八九日
不解，表证仍在，此当发其汗。服药已微除，其人发烦目
瞑[1]，剧者必衄，衄乃解。所以然者，阳气重[2]故也。麻黄
汤主之。[方十六]用前第五方。

四七　太阳病，脉浮紧，发热，身无汗，自衄者愈。

四八　二阳并病[3]，太阳初得病时，发其汗，汗先出不
彻，因转属阳明，续自微汗出，不恶寒。若太阳病证不罢
者，不可下，下之为逆，如此可小发汗。设面色缘缘正赤[4]
者，阳气怫郁[5]在表，当解之、熏之[6]。若发汗不彻，不足
言，阳气怫郁不得越，当汗不汗，其人躁烦，不知痛处，乍
在腹中，乍在四肢，按之不可得，其人短气，但坐以[7]汗出

卷第三

①　目瞑（míng）：《集韵》："瞑，目不明也。"即闭目畏光之意。
②　阳气重：此指阳气郁遏较重。
③　二阳并病：太阳病未解，继而出现阳明病的病证。
④　面色缘缘正赤：缘缘，持续不断。正赤，大红色。指满脸面色
持续发红。
⑤　阳气怫郁：阳气，指外邪。怫，郁滞之意，故怫郁二字双声同
义，指外邪郁遏、抑郁之意。
⑥　解之、熏之：发汗解表、外熏的治疗方法。
⑦　但坐以：只是；坐，责也、因也。只是责之以……。

不彻故也，更发汗则愈。何以知汗出不彻？以脉涩，故知也。

四九　脉浮数者，法当汗出而愈。若下之，身重、心悸者，不可发汗，当自汗出乃解。所以然者，尺中脉微，此里虚，须①表里实，津液自和，便自汗出愈。

五〇　脉浮紧者，法当身疼痛，宜以汗解之。假令尺中迟者，不可发汗。何以知然？以荣气不足，血少故也。

五一　脉浮者，病在表，可发汗，宜麻黄汤。［方十七］用前第五方，法用桂枝汤。

五二　脉浮而数者，可发汗，宜麻黄汤。［方十八］用前第五方。

五三　病常自汗出者，此为荣气和②，荣气和者，外不谐③，以卫气不共荣气谐和故尔。以荣行脉中，卫行脉外。复发其汗，荣卫和则愈。宜桂枝汤。［方十九］用前第十二方。

五四　病人藏④无他病，时发热，自汗出而不愈者，此卫气不和也。先其时发汗则愈，宜桂枝汤。［方二十］用前第十二方。

五五　伤寒脉浮紧，不发汗，因致衄者，麻黄汤主之。［方二十一］用前第五方。

五六　伤寒不大便六七日，头痛有热者，与承气汤。其小便青一云：大便青⑤者，知不在里，仍在表也，当须发汗。若头痛者，必衄，宜桂枝汤。［方二十二］用前第十二方。

---

① 须：等待之意。
② 和：平和之意。
③ 谐：调和的意思
④ 藏：指内藏而言。
⑤ 青：通"清"。白。《文选·潘岳〈射雉赋〉》："涉青林以游览兮，乐羽族之群飞。"

五七　伤寒发汗已解，半日许复烦，脉浮数者，可更发汗，宜桂枝汤。［方二十三］用前第十二方。

五八　凡病，若发汗，若吐，若下，若亡血、亡津液，阴阳自和者，必自愈。

五九　大下之后，复发汗，小便不利者，亡①津液故也。勿治之，得小便利，必自愈。

六〇　下之后，复发汗，必振寒②，脉微细。所以然者，以内外俱虚故也。

六一　下之后，复发汗，昼日烦躁不得眠，夜而安静，不呕，不渴，无表证，脉沉微，身无大热者，干姜附子汤主之。［方二十四］

干姜一两　附子一枚，生用，去皮，切八片

上二味，以水三升，煮取一升，去滓。顿服。

六二　发汗后，身疼痛，脉沉迟者，桂枝加芍药生姜各一两人参三两新加汤主之。［方二十五］

桂枝三两，去皮　芍药四两　甘草二两，炙　人参三两　大枣十二枚，擘　生姜四两

上六味，以水一斗二升，煮取三升，去滓。温服一升。本云：桂枝汤，今加芍药、生姜、人参。

六三　发汗后，不可更行桂枝汤。汗出而喘，无大热者，可与麻黄杏仁甘草石膏汤。［方二十六］

麻黄四两，去节　杏仁五十个，去皮尖　甘草二两，炙　石膏半斤，碎，绵裹

上四味，以水七升，煮麻黄，减二升，去上沫，内诸药，煮取二升，去滓。温服一升。本云：黄耳杯。

① 亡：损失、耗伤。
② 振寒：恶寒并伴有身体瑟瑟然颤动。

六四　发汗过多，其人叉手自冒心①，心下悸，欲得按者，桂枝甘草汤主之。[方二十七]

桂枝四两，去皮　甘草二两，炙

上二味，以水三升，煮取一升，去滓。顿服。

六五　发汗后，其人脐下悸者，欲作奔豚，茯苓桂枝甘草大枣汤主之。[方二十八]

茯苓半斤　桂枝四两，去皮　甘草二两，炙　大枣十五枚，擘

上四味，以甘烂水一斗，先煮茯苓，减二升，内诸药，煮取三升，去滓。温服一升，日三服。

作甘烂水法：取水二斗，置大盆内，以杓扬之，水上有珠子五六千颗相逐，取用之。

六六　发汗后，腹胀满者，厚朴生姜半夏甘草人参汤主之。[方二十九]

厚朴半斤，炙，去皮　生姜半斤，切　半夏半升，洗　甘草二两　人参一两

上五味，以水一斗，煮取三升，去滓。温服一升，日三服。

六七　伤寒，若吐，若下后，心下逆满，气上冲胸，起则头眩，脉沉紧，发汗则动经，身为振振摇者，茯苓桂枝白术甘草汤主之。[方三十]

茯苓四两　桂枝三两，去皮　白术　甘草各二两，炙

上四味，以水六升，煮取三升，去滓。分温三服。

六八　发汗，病不解，反恶寒者，虚故也，芍药甘草附子汤主之。[方三十一]

芍药　甘草炙，各三两　附子一枚，炮，去皮，破八片

————————

①　叉手自冒心：其义同前第75条"手叉自冒心"。

上三味，以水五升，煮取一升五合，去滓。分温三服。疑非仲景方。

六九　发汗，若下之，病仍不解，烦躁者，茯苓四逆汤主之。［方三十二］

茯苓四两　人参一两　附子一枚，生用，去皮，破八片　甘草二两,，炙　干姜一两半

上五味，以水五升，煮取三升，去滓。温服七合，日二服。

七〇　发汗后，恶寒者，虚故也。不恶寒，但热者，实也。当和胃气，与调胃承气汤。［方三十三］《玉函》云：与小承气汤。

芒消半升　甘草二两，炙　大黄四两，去皮，清酒洗

上三味，以水三升，煮取一升，去滓，内芒消，更煮两沸。顿服

七一　太阳病，发汗后，大汗出，胃中干，烦躁不得眠，欲得饮水者，少少与饮之，令胃气和则愈。若脉浮，小便不利，微热，消渴者，五苓散主之。［方三十四］

猪苓十八铢，去皮　泽泻一两六铢　白术十八铢　茯苓十八铢　桂枝半两，去皮

上五味，捣为散。以白饮和服方寸匕，日三服。多饮暖水，汗出愈。如法将息。

七二　发汗已，脉浮数，烦渴者，五苓散主之。［方三十五］用前第三十四方。

七三　伤寒，汗出而渴者，五苓散主之；不渴者，茯苓甘草汤主之。［方三十六］

茯苓二两　桂枝二两，去皮　甘草一两，炙　生姜三两，切
上四味，以水四升，煮取二升，去滓。分温三服。

七四　中风发热，六七日不解而烦，有表里证①，渴欲饮水，水入则吐者，名曰水逆②，五苓散主之。［方三十七］用前第三十四方。

七五　未持脉时，病人手叉自冒心③。师因教试令咳而不咳者，此必两耳聋无闻也。所以然者，以重发汗，虚故如此。发汗后，饮水多必喘，以水灌④之亦喘。

七六　发汗后，水药不得入口为逆，若更发汗，必吐下不止。发汗吐下后，虚烦⑤不得眠，若剧者，必反复颠倒，心中懊憹⑥，栀子豉汤主之；若少气者，栀子甘草豉汤主之；若呕者，栀子生姜豉汤主之。［方三十八］

栀子豉汤方

栀子十四个，擘　香豉四合，绵裹

上二味，以水四升，先煮栀子，得二升半，内豉，煮取一升半，去滓。分为二服，温进一服。得吐者，止后服。

栀子甘草豉汤方

栀子十四个，擘　甘草二两，炙　香豉四合，绵裹

上三味，以水四升，先煮栀子、甘草，取二升半，内豉，煮取一升半，去滓。分二服，温进一服。得吐者，止后服。

伤寒论

48

----

①　有表里证：指既有太阳表证，又有蓄水里证。

②　水逆：指因蓄水而致渴欲饮水，水入即吐的证候。为蓄水重证的一种表现。

③　手叉自冒心：冒：扪护、按住。手叉自冒心即双手叉护按在心胸部位。

④　灌：以水浴身。

⑤　虚烦：指无形邪热郁于胸膈所致的心烦懊憹证，而内无痰、水等有形实邪。

⑥　心中懊憹（ào nǎo）：心胸中烦乱极甚，而有无可奈何之感。

栀子生姜豉汤方

栀子十四个，擘　　生姜五两　香豉四合，绵裹

上三味，以水四升，先煮栀子、生姜，取二升半，内
豉，煮取一升半，去滓。分二服，温进一服。得吐者，止
后服。

七七　发汗，若下之，而烦热、胸中窒①者，栀子豉汤
主之。[方三十九] 用上初方。

七八　伤寒五六日，大下之后，身热不去，心中结痛②
者，未欲解也。栀子豉汤主之。[方四十] 用上初方。

七九　伤寒下后，心烦，腹满，卧起不安者，栀子厚朴
汤主之。[方四十一]

栀子十四个，擘　　厚朴四两，炙，去皮　　枳实四枚，水浸，炙
令黄

上三味，以水三升半，煮取一升半，去滓。分二服，温
进一服。得吐者，止后服。

八〇　伤寒，医以丸药③大下之，身热不去，微烦者，
栀子干姜汤主之。[方四十二]

栀子十四个，擘　　干姜二两

上二味，以水三升半，煮取一升半，去滓。分二服，温
进一服。得吐者，止后服。

八一　凡用栀子汤，病人旧微溏④者，不可与服之。

八二　太阳病，发汗，汗出不解，其人仍发热，心下

---

①　胸中窒：窒，塞也。指胸中窒塞憋闷。
②　心中结痛：指心中由于火邪郁结而作痛。
③　丸药：汉代较常用的丸剂成药，具有较强的泻下作用。
④　旧微溏：指病人平素大便溏薄。

悸，头眩，身𥆧动^①，振振欲擗一作：擗地^②者，真武汤主之。[方四十三]

　　茯苓　芍药　生姜切，各三两　白术二两　附子一枚，炮，去皮，破八片

　　上五味，以水八升，煮取三升，去滓。温服七合，日三服。

　　八三　咽喉干燥者，不可发汗。

　　八四　淋家^③，不可发汗，发汗必便血

　　八五　疮家^④，虽身疼痛，不可发汗，汗出则痓^⑤。

　　八六　衄家^⑥，不可发汗，汗出必额上陷，脉急紧^⑦，直视不能眴^⑧一作：瞬，不得眠。

　　八七　亡血家^⑨，不可发汗，发汗则寒栗而振^⑩。

　　八八　汗家^⑪，重发汗，必恍惚心乱^⑫，小便已阴疼^⑬，与禹余粮丸。[方四十四]方本阙。

　　八九　病人有寒，复发汗，胃中冷，必吐蛔^⑭一作：逆。

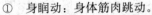

　　① 身𥆧动：身体筋肉跳动。
　　② 振振欲擗地：身体振振然颤动，站立不稳，有倒仆于地的倾向。
　　③ 淋家：淋，是指小便淋沥不尽，尿频量少，尿道作痛之证。淋家，是久患淋病之人。
　　④ 疮家：久患疮疡之人。
　　⑤ 痓：《金匮玉函经》、《脉经》作"痉"，可从。痉（jìng）：筋脉拘急之意。《正字通》云："五痉之其证卒口噤，背反张而瘛疭。"
　　⑥ 衄家：素日患鼻出血的人。
　　⑦ 额上陷，脉急紧：指额部两旁（相当于太阳穴）凹陷处动脉拘急。
　　⑧ 眴（shùn）：指眼珠转动。
　　⑨ 亡血家：指平素失血之人。
　　⑩ 寒栗而振：即寒战。
　　⑪ 汗家：平素多汗的人，包括自汗和盗汗。
　　⑫ 恍惚心乱：神识昏惑，慌乱不安。
　　⑬ 阴痛：指尿道作痛。
　　⑭ 蛔：即蛔虫。

九〇　本发汗，而复下之，此为逆也；若先发汗，治不为逆。本先下之，而反汗之，为逆。若先下之，治不为逆。

九一　伤寒，医下之，续得下利，清谷①不止，身疼痛者，急当救里。后身疼痛，清便自调者，急当救表。救里宜四逆汤，救表宜桂枝汤。［方四十五］用前第十二方。

九二　病发热，头痛，脉反沉，若不差，身体疼痛，当救其里，四逆汤方。

甘草二两，炙　干姜一两半　附子一枚，炮，去皮，破八片

上三味，以水三升，煮取一升二合，去滓。分温再服。强人可大附子一枚、干姜三两。

九三　太阳病，先下而不愈，因复发汗，以此表里俱虚，其人因致冒②，冒家汗出自愈。所以然者，汗出表和故也。里未和，然后复下之。

九四　太阳病未解，脉阴阳俱停③一作：微，必先振栗，汗出而解。但阳脉微者，先汗出而解。但阴脉微一作：尺脉实者，下之而解。若欲下之，宜调胃承气汤。［方四十六］用前第三十三方，一云：用大柴胡汤。

九五　太阳病，发热，汗出者，此为荣弱卫强④，故使汗出。欲救邪风者，宜桂枝汤。［方四十七］方用前法。

九六　伤寒五六日，中风，往来寒热⑤，胸胁苦满⑥，

51

卷第三

———————

①　下利清谷：腹泻，大便含有未能消化的食物。
②　冒：头目眩冒，如被物所蒙。后一"冒"亦是此义。冒家指患有这种症状的病人。
③　脉阴阳俱停：尺寸脉俱隐伏不出。
④　强：通"僵"。本义为趴下或仰倒。百足之虫，死而不僵。引申为垮台；虚弱。此指虚弱。
⑤　往来寒热：即恶寒与发热交替出现。
⑥　胸胁苦满：作动词解；满，古与懑通。即病人苦于胸胁满闷。

嘿嘿①不欲饮食，心烦喜呕，或胸中烦而不呕，或渴，或腹中痛，或胁下痞鞕，或心下悸、小便不利，或不渴、身有微热，或咳者，小柴胡汤主之。［方四十八］

柴胡半斤　黄芩三两　人参三两　半夏半升，洗　甘草炙
生姜切，各三两　大枣十二枚，擘

上七味，以水一斗二升，煮取六升，去滓，再煎，取三升。温服一升，日三服。若胸中烦而不呕者，去半夏、人参，加栝楼实一枚。若渴，去半夏，加人参，合前成四两半，栝楼根四两。若腹中痛者，去黄芩，加芍药三两。若胁下痞鞕，去大枣，加牡蛎四两。若心下悸、小便不利者，去黄芩，加茯苓四两。若不渴，外有微热者，去人参，加桂枝三两，温覆微汗愈。若咳者，去人参、大枣、生姜，加五味子半升、干姜二两。

九七　血弱气尽，腠理开，邪气因入，与正气相搏，结于胁下。正邪分争，往来寒热，休作有时，嘿嘿不欲饮食。藏府相连，其痛必下。邪高痛下，故使呕也一云：藏府相违，其病必下，胁膈中痛。小柴胡汤主之。服柴胡汤已，渴者属阳明，以法治之。［方四十九］用前方。

九八　得病六七日，脉迟浮弱，恶风寒，手足温。医二三下之，不能食，而胁下满痛，面目及身黄，颈项强，小便难者，与柴胡汤，后必下重②。本渴饮水而呕者，柴胡汤不中与也，食谷者哕③。

九九　伤寒四五日，身热，恶风，颈项强，胁下满，手足温而渴者，小柴胡汤主之。［方五十］用前方。

────────────

①　嘿嘿：嘿同默，静也。即表情沉默，不欲语言。
②　后必下重：指大便时肛门有重坠感。
③　哕：即呃逆。

一〇〇　伤寒，阳脉涩，阴脉弦，法当腹中急痛，先与小建中汤，不差者，小柴胡汤主之。[方五十一]用前方。

小建中汤方

桂枝三两，去皮　甘草二两，炙　大枣十二枚，擘　芍药六两　生姜三两，切　胶饴一升

上六味，以水七升，煮取三升，去滓，内饴，更上微火消解。温服一升，日三服。呕家不可用建中汤，以甜故也。

一〇一　伤寒中风，有柴胡证，但见一证便是，不必悉具。凡柴胡汤病证而下之，若柴胡证不罢者，复与柴胡汤，必蒸蒸而振，却复发热汗出而解。

一〇二　伤寒二三日，心中悸而烦者，小建中汤主之。[方五十二]用前第五十一方。

一〇三　太阳病，过经十余日，反二三下之，后四五日，柴胡证仍在者，先与小柴胡。呕为不止，心下急①一云：呕止小安，郁郁微烦者，未解也，与大柴胡汤，下之则愈。[方五十三]

柴胡半斤　黄芩三两　芍药三两　半夏半升，洗　生姜五两，切　枳实四枚，炙　大枣十二枚，擘

上七味，以水一斗二升，煮取六升，去滓，再煎。温服一升，日三服。一方，加大黄二两，若不加，恐不为大柴胡汤。

一〇四　伤寒十三日不解，胸胁满而呕，日晡所发潮热，已而微利。此本柴胡证，下之以不得利，今反利者，知医以丸药下之，此非其治也。潮热者，实也。先宜服小柴胡汤以解外，后以柴胡加芒消汤主之。[方五十四]

柴胡二两十六铢　黄芩一两　人参一两　甘草一两，炙　生

① 心下急：指胃脘部有拘急不快或疼痛的感觉。

姜一两，切　半夏二十铢，本云五枚，洗　大枣四枚，擘　芒消
二两

上八味，以水四升，煮取二升，去滓，内芒消，更煮微
沸。分温再服。不解更作。臣亿等谨按：《金匮玉函》，方中无芒
消。别一方云：以水七升，下芒消二合，大黄四两，桑螵蛸五枚，煮取
一升半，服五合，微下即愈。本云：柴胡再服，以解其外，余二升，加
芒消、大黄、桑螵蛸也。

一〇五　伤寒十三日，过经①，谵语者，以有热也，当
以汤下之。若小便利者，大便当鞕，而反下利，脉调和者，
知医以丸药下之，非其治也。若自下利者，脉当微厥，今反
和者，此为内实②也，调胃承气汤主之。[方五十五]用前第
三十三方。

一〇六　太阳病不解，热结膀胱，其人如狂，血自下，
下者愈。其外不解者，尚未可攻，当先解其外。外解已，但
少腹急结者，乃可攻之，宜桃核承气汤。[方五十六]后云：
解外宜桂枝汤。

桃仁五十个，去皮尖　大黄四两　桂枝二两，去皮　甘草二
两，炙　芒消二两

上五味，以水七升，煮取二升半，去滓，内芒消，更上
火，微沸下火。先食温服五合，日三服，当微利。

一〇七　伤寒八九日，下之，胸满烦惊，小便不利，谵
语，一身尽重，不可转侧者，柴胡加龙骨牡蛎汤主之。[方
五十七]

柴胡四两　龙骨　黄芩　生姜切　铅丹　人参　桂枝去
皮　茯苓各一两半　半夏二合半，洗　大黄二两，　牡蛎一两半，
熬　大枣六枚，擘

① 过经：义同传经，病从一经传至另一经谓过经，谓传经。
② 内实：胃肠之内有实邪阻滞。

上十二味，以水八升，煮取四升，内大黄，切如棋子，更煮一二沸，去滓。温服一升。本云：柴胡汤，今加龙骨等。

一○八　伤寒，腹满谵语，寸口脉浮而紧，此肝乘脾也，名曰纵①，刺期门。［方五十八］

一○九　伤寒发热，啬啬②恶寒，大渴欲饮水，其腹必满，自汗出，小便利，其病欲解，此肝乘肺也，名曰横③，刺期门。［方五十九］

一一○　太阳病二日，反躁。凡熨④其背而大汗出，大热入胃一作：二日内，烧瓦熨背，大汗出，火气入胃，胃中水竭，躁烦，必发谵语。十余日，振栗，自下利者，此为欲解也。故其汗从腰以下不得汗，欲小便不得，反呕，欲失溲⑤，足下恶风，大便鞕，小便当数，而反不数，及不多，大便已，头卓然而痛⑥，其人足心必热，谷气⑦下流故也。

一一一　太阳病中风，以火劫发汗，邪风被火热，血气流溢，失其常度。两阳⑧相熏灼，其身发黄。阳盛则欲衄，阴虚小便难，阴阳俱虚竭，身体则枯燥。但头汗出，剂颈而还，腹满，微喘，口干，咽烂，或不大便。久则谵语，甚者

55

卷第三

---

①　纵：脏腑之气以五行之序相乘名曰纵，此处木乘土（肝乘脾）为纵。

②　啬啬：机体畏寒收缩貌。《金匮要略·腹满寒疝宿食病》："寸口脉弦者，即胁下拘急而痛，其人啬啬恶寒也。

③　横：脏腑之气以五行之序相侮名曰"横"，此处肝侮肺（木侮金）为横。

④　熨：将药物炙热，或以砖瓦烧热，外用布包以熨人体一部位，以散寒凝的一种治疗方法。

⑤　失溲：此指小便失禁。

⑥　卓然而痛：突然发生疼痛。

⑦　谷气：水谷之气。亦可理解为人身之正气、阳气。

⑧　两阳：风为阳邪，火为阳热，风火合称为两阳。

至哕，手足躁扰，捻衣摸床。小便利者，其人可治。

一一二　伤寒脉浮，医以火迫劫之①，亡阳②，必惊狂，卧起不安者，桂枝去芍药加蜀漆牡蛎龙骨救逆汤主之。［方六十］

桂枝三两，去皮　甘草二两，炙　生姜三两，切　大枣十二枚，擘　牡蛎五两，熬　蜀漆三两，洗去腥　龙骨四两

上七味，以水一斗二升，先煮蜀漆，减二升，内诸药，煮取三升，去滓。温服一升。本云：桂枝汤，今去芍药，加蜀漆、牡蛎、龙骨。

一一三　形作伤寒③，其脉不弦紧而弱。弱者必渴，被火必谵语。弱者发热，脉浮，解之当汗出愈。

一一四　太阳病，以火熏④之，不得汗，其人必躁。到经⑤不解，必清血⑥，名为火邪。

一一五　脉浮，热甚，而反灸之，此为实。实以虚治，因火而动，必咽燥、吐血。

一一六　微数之脉，慎不可灸。因火为邪，则为烦逆，追虚逐实⑦，血散脉中，火气虽微，内攻有力，焦骨伤筋，血难复也。脉浮，宜以汗解，用火灸之，邪无从出⑧，因火而盛，病从腰以下必重而痹，名火逆⑨也。欲自解者，必当

---

①　以火迫劫之：用火疗（如烧针、熏、熨）强迫发汗。
②　亡阳：阳气大量耗散，这里指心阳亡失。
③　开作伤寒：病人临床症状表现类似伤寒证
④　火熏：古代火疗法的一种，欲使病人汗出。
⑤　到经：成无已注曰："六日传经尽，至七日再到太阳经"，则叫"到经"。
⑥　清血："清"同"圊"，登厕之意。清血即便血。
⑦　追虚逐实："追"、"逐"在此有增加、促使之意。即使虚者更虚，实者更实。
⑧　邪无从出：指误治后，表邪不能从汗而出。
⑨　火逆：误用火法治疗而引起的变证，统称火逆。

先烦，烦乃有汗而解。何以知之？脉浮，故知汗出解。

一一七　烧针令其汗，针处被寒，核起而赤者，必发奔豚①。气从少腹上冲心者，灸其核上各一壮②，与桂枝加桂汤，更加桂二两也。[方六十一]

桂枝五两，去皮　芍药三两　生姜三两，切　甘草二两，炙大枣十二枚，擘

上五味，以水七升，煮取三升，去滓。温服一升。本云：桂枝汤，今加桂满五两。所以加桂者，以能泄奔豚气也。

一一八　火逆③下之，因烧针④烦躁者，桂枝甘草龙骨牡蛎汤主之。[方六十二]

桂枝一两，去皮　甘草二两，炙　牡蛎二两，熬　龙骨二两

上四味，以水五升，煮取二升半，去滓。温服八合，日三服。

一一九　太阳伤寒者，加温针必惊也。

一二〇　太阳病，当恶寒，发热，今自汗出，反不恶寒发热，关上脉细数者，以医吐之过也。一二日吐之者，腹中饥，口不能食。三四日吐之者，不喜糜粥，欲食冷食，朝食暮吐。以医吐之所致也，此为小逆。

一二一　太阳病吐之，但太阳病当恶寒，今反不恶寒，

卷第三

①　奔豚：证候名称。豚者，猪也。奔豚证是以猪的奔跑状态来形容患者自觉有发作性气从少腹上冲胸咽，痛苦异常为主要表现的病证。《诸病源候论》："奔豚者，气上下游走，如豚之奔，故曰奔豚。"

②　壮：艾灸疗法计量单位，将艾绒作成艾柱，灸完一个艾柱为一壮。

③　火逆：逆：误治。火逆即误用火疗。

④　烧针：又称"温针"，针刺方法的一种，待针刺入穴位以后烧灼针柄，使热气透入。

不欲近衣，此为吐之内烦^①也。

一二二　病人脉数，数为热，当消谷引食^②，而反吐者，此以发汗，令阳气微，膈气虚，脉乃数也。数为客热^③，不能消谷，以胃中虚冷，故吐也。

一二三　太阳病，过经十余日，心下温温欲吐，而胸中痛，大便反溏，腹微满，郁郁微烦。先此时自极吐下者，与调胃承气汤。若不尔者，不可与。但欲呕，胸中痛，微溏者，此非柴胡汤证，以呕故知极吐下也。调胃承气汤。［方六十三］用前第三十三方。

一二四　太阳病六七日，表证仍在，脉微而沉，反不结胸^④，其人发狂者，以热在下焦，少腹当鞭满，小便自利者，下血乃愈。所以然者，以太阳随经，瘀热在里^⑤故也。抵当汤主之。［方六十四］

水蛭熬　虻虫去翅足，熬，各三十个　桃仁二十个，去皮尖
大黄三两，酒洗

上四味，以水五升，煮取三升，去滓。温服一升，不下更服。

一二五　太阳病，身黄，脉沉结，少腹鞭，小便不利者，为无血^⑥也。小便自利，其人如狂者，血证谛^⑦也。抵当汤主之。［方六十五］用前方。

---

① 内烦：自觉心中烦闷。
② 消谷引食：消谷，指消化食物，指要求进食。消谷引食，系指易饥多食的意思。
③ 客热：此指假热。
④ 结胸：证名，指实邪结于胸膈脘腹的病证。
⑤ 太阳随经，瘀热在里：太阳表邪循经入里化热，与瘀血相结蓄于下焦。
⑥ 无血：指无血证。
⑦ 谛（dì）：证据确实之意。

一二六　伤寒有热，少腹满，应小便不利，今反利者，为有血也，当下之，不可余药①，宜抵当丸。［方六十六］

水蛭二十个，熬　虻虫二十个，去翅足，熬　桃仁二十五个，去皮尖　大黄三两

上四味，捣分四丸，以水一升，煮一丸。取七合服之。晬时②当下血，若不下者，更服。

一二七　太阳病，小便利者，以饮水多，必心下悸。小便少者，必苦里急③也。

卷第三

① 不可余药：不可服用其他药剂。从方后注服法看，亦可解释为不可剩余药渣，即连汤带丸药渣一并服下。
② 晬时：即周时。指一日一夜二十四小时。
③ 苦里急：苦于少腹部有急迫不舒的感觉。

卷 第 四

辨太阳病脉证并治下第七 <small>合三十九法 方三十首
并见太阳少阳合病法</small>

结胸，项强，如柔痓状。下则和，宜大陷胸丸。［第一］六味。前后有结胸、藏结病六证。

太阳病，心中懊憹，阳气内陷，心下鞕，大陷胸汤主之。［第二］三味。

伤寒六七日，结胸热实，脉沉紧，心下痛，大陷胸汤主之。［第三］用前第二方。

伤寒十余日，热结在里，往来寒热者，与大柴胡汤。［第四］八味。水结附。

太阳病，重发汗，复下之，不大便五六日，舌燥而渴，潮热，从心下至少腹满痛，不可近者，大陷胸汤主之。［第五］用前第二方。

小结胸病，正在心下，按之痛，脉浮滑者，小陷胸汤主之。［第六］三味。下有太阳病二证。

病在阳，应以汗解，反以水潠，热不得去益烦，不渴，服文蛤散，不差，与五苓散。寒实结胸，无热证者，与三物小陷胸汤，白散亦可服。［第七］文蛤散一味。五苓散五味。小陷胸汤用前第六方。白散三味。

太阳少阳并病，头痛，眩冒，心下痞者，刺肺俞、肝俞，不可发汗，发汗则谵语，谵语不止。当刺期门。［第八］。

妇人中风，经水适来，热除脉迟，胁下满，谵语，当刺期门。[第九]。

　　妇人中风，七八日，寒热，经水适断，血结如疟状，小柴胡汤主之。[第十] 七味。

　　妇人伤寒，经水适来，谵语，无犯胃气，及上二焦，自愈。[第十一]。

　　伤寒六七日，发热微恶寒，支①节疼，微呕，心下支结，柴胡桂枝汤主之。[第十二] 九味。

　　伤寒五六日，已发汗，复下之，胸胁满，小便不利，渴而不呕，头汗出，往来寒热，心烦，柴胡桂枝干姜汤主之。[第十三] 七味。

　　伤寒五六日，头汗出，微恶寒，手足冷，心下满，不欲食，大便鞕，脉细者，为阳微结，非少阴也，可与小柴胡汤。[第十四] 用前第十方。

　　伤寒五六日，呕而发热，以他药下之，柴胡证仍在，可与柴胡汤，蒸蒸而振，却发热汗出解。心满痛者，为结胸。但满而不痛为痞，宜半夏泻心汤。[第十五] 七味。下有太阳并病，并气痞二证。

　　太阳中风，下利呕逆，表解乃可攻之，十枣汤主之。[第十六] 三味。下有太阳一证。

　　心下痞，按之濡者，大黄黄连泻心汤主之。[第十七] 二味。

　　心下痞，而复恶寒汗出者，附子泻心汤主之。[第十八] 四味。

　　心下痞，与泻心汤，不解者，五苓散主之。[第十九] 用前第七证方。

　　①　支：肢的古字。《易·坤》："君子黄中通理，正位居体，美在其中而畅于四支。"宋·洪迈《夷坚甲志·犬啮张三首》："张自是亦病，左支皆废。"

61

卷第四

伤寒汗解后，胃中不和，心下痞，生姜泻心汤主之。[第二十]八味。

伤寒中风，反下之，心下痞，医复下之，痞益甚，甘草泻心汤主之。[第二十一]六味。

伤寒服药，利不止，心下痞，与理中，利益甚，宜赤石脂禹余粮汤。[第二十二]二味。下有痞一证。

伤寒发汗，若吐下，心下痞，噫不除者，旋复代赭汤主之。[第二十三]七味。

下后，不可更行桂枝汤，汗出而喘，无大热者，可与麻黄杏子甘草石膏汤。[第二十四]四味。

太阳病，外未除，数下之，遂协热而利，桂枝人参汤主之。[第二十五]五味。

伤寒大下后，复发汗，心下痞，恶寒者，不可攻痞，先解表，表解乃可攻痞。解表宜桂枝汤，攻痞宜大黄黄连泻心汤。[第二十六]泻心汤用前第十七方。

伤寒发热，汗出不解，心中痞，呕吐下利者，大柴胡汤主之。[第二十七]用前第四方。

病如桂枝证，头不痛，项不强，寸脉浮，胸中痞，气上冲不得息，当吐之，宜瓜蒂散。[第二十八]三味。下有不可与瓜蒂散证。

病胁下素有痞，连脐痛，引少腹者，此名藏结。[第二十九]。

伤寒若吐下后，不解，热结在里，恶风，大渴，白虎加人参汤主之。[第三十]五味。下有不可与白虎证。

伤寒无大热，口燥渴，背微寒者，白虎加人参汤主之。[第三十一]用前方。

伤寒脉浮，发热无汗，表未解，不可与白虎汤。渴者，白虎加人参汤主之。[第三十二]用前第三十方。

太阳少阳并病，心下鞕，颈项强而眩者，刺大椎、肺俞、肝俞，慎勿下之。〔第三十三〕。

太阳少阳合病，自下利，黄芩汤；若呕，黄芩加半夏生姜汤主之。〔第三十四〕黄芩汤四味。加半夏生姜汤六味。

伤寒胸中有热，胃中有邪气，腹中痛，欲呕者，黄连汤主之。〔第三十五〕七味。

伤寒八九日，风湿相搏，身疼烦，不能转侧，不呕，不渴，脉浮虚而涩者，桂枝附子汤主之。大便鞕一云：脐下心下鞕，小便自利者，去桂加白术汤主之。〔第三十六〕桂附汤加术汤并五味。

风湿相搏，骨节疼烦，掣痛不得屈伸，汗出短气，小便不利，恶风，或身微肿者，甘草附子汤主之。〔第三十七〕四味。

伤寒脉浮滑，此表有热，里有寒，白虎汤主之。〔第三十八〕四味。

伤寒脉结代，心动悸，炙甘草汤主之。〔第三十九〕九味。

一二八　问曰：病有结胸①，有藏结②，其状何如？答曰：按之痛，寸脉浮，关脉沉，名曰结胸也。

一二九　何谓藏结？答曰：如结胸状，饮食如故，时时下利，寸脉浮，关脉小细沉紧，名曰藏结。舌上白胎滑者，难治。

一三〇　藏结无阳证，不往来寒热一云：寒而不热，其人反静，舌上胎滑者，不可攻也。

---

① 结胸：证候名，是有形之邪结于胸膈，以胸脘部疼痛为主证的一种病证。

② 藏结：证候名，其证与结胸相似，但病性不同，此是脏虚阳衰，阴寒凝结的一种病症。

一三一 病发于阳，而反下之，热入因作结胸；病发于阴，而反下之一作：汗出，因作痞①也。所以成结胸者，以下之太早故也。结胸者，项亦强，如柔痉②状，下之则和，宜大陷胸丸。［方一］

大黄半斤　葶苈子半斤，熬　芒消半升　杏仁半升，去皮尖，熬黑

上四味，捣筛二味，内杏仁、芒消，合研如脂，和散。取如弹丸一枚，别捣甘遂末一钱匕，白蜜二合，水二升，煮取一升。温顿服之，一宿乃下。如不下，更服，取下为效。禁如药法。

一三二 结胸证，其脉浮大者，不可下，下之则死。

一三三 结胸证悉具，烦躁者亦死。

一三四 太阳病，脉浮而动数，浮则为风，数则为热，动则为痛，数则为虚。头痛，发热，微盗汗出，而反恶寒者，表未解也。医反之下，动数变迟，膈内拒③痛一云：头痛即眩，胃中空虚，客气④动膈，短气躁烦，心中懊憹⑤，阳气⑥内陷，心下因鞕，则为结胸，大陷胸汤主之。若不结胸，但头汗出，余处无汗，剂颈而还⑦，小便不利，身必发黄。

---

① 痞：证候名，以心下痞塞不舒，按之柔软不痛为主要症状。

② 柔痉：痉，今通作痉。痉病的主要表现为颈项强直，甚则角弓反张。有汗的叫柔痉，无汗的叫刚痉。

③ 拒：通"距"。跳。《仪礼·少牢馈食礼》："肠三胃三，长皆及俎拒。"郑玄注："拒，读为'介距'之'距'。俎距，胫中当横节也。"《史记·白起王翦列传》："久之，王翦使人问'军中戏乎'？对曰：'方投石超距。'"司马贞索隐："超距犹跳跃也。"

④ 客气：即邪气。外邪客于人体，故称客气。

⑤ 心中懊憹：心中烦热而闷乱不安。

⑥ 阳气：此指表邪、热邪而言。

⑦ 剂颈而还：剂同齐。指汗出到颈部而止。

大陷胸汤。[方二]

大黄六两，去皮　芒消一升　甘遂一钱匕

上三味，以水六升，先煮大黄，取二升，去滓，内芒消，煮一二沸，内甘遂末。温服一升，得快利，止后服。

一三五　伤寒六七日，结胸热实，脉沉而紧，心下痛，按之石鞕者，大陷胸汤主之。[方三] 用前第二方。

一三六　伤寒十余日，热结在里，复往来寒热者，与大柴胡汤。但结胸，无大热者，此为水结在胸胁也。但头微汗出者，大陷胸汤主之。[方四] 用前第二方。

大柴胡汤方

柴胡半斤　枳实四枚，炙　生姜五两，切　黄芩三两　芍药三两　半夏半升，洗　大枣十二枚，擘

上七味，以水一斗二升，煮取六升，去滓，再煎。温服一升，日三服。一方加大黄二两，若不加，恐不名大柴胡汤。

一三七　太阳病，重发汗而复下之，不大便五六日，舌上燥而渴，日晡所①小有潮热②一云：日晡所发，心胸大烦，从心下至少腹鞕满而痛，不可近③者，大陷胸汤主之。[方五] 用前第二方。

一三八　小结胸病，正在心下，按之则痛，脉浮滑者，小陷胸汤主之。[方六]

黄连一两　半夏半斤，洗　栝楼实大者一枚

上三味，以水六升，先煮栝楼，取三升，去滓，内诸药，煮取二升，去滓。分温三服。

一三九　太阳病，二三日，不能卧，但欲起，心下必

---

①　日晡所：指申时左右，即下午 3 至 5 时左右。
②　潮热：发热如潮水之涨落，定时而发。
③　痛不可近：即疼痛甚而拒按。

结，脉微弱者，此本有寒分^①也。反下之，若利止，必作结胸。未止者，四日复下之，此作协热利也。

一四〇　太阳病，下之，其脉促—作：纵，不结胸者，此为欲解也。脉浮者，必结胸。脉紧者，必咽痛。脉弦者，必两胁拘急。脉细数者，头痛未止。脉沉紧者，必欲呕。脉沉滑者，协热利。脉浮滑者，必下血。

一四一　病在阳，应以汗解之。反以冷水潠^②之，若灌之，其热被劫不得去，弥更益烦，肉上粟起，意欲饮水，反不渴者，服文蛤散。若不差者，与五苓散。寒实结胸，无热证者，与三物小陷胸汤。用前第六方白散亦可服。［方七］一云：与三物小白散。

文蛤散方

文蛤五两

上一味为散，以沸汤和一方寸匕服，汤用五合。五苓散方

猪苓十八铢，去黑皮　白术十八铢　泽泻一两六铢　茯苓十八铢　桂枝半两，去皮

上五味为散，更于臼中杵之。白饮和方寸匕服之，日三服。多饮暖水，汗出愈。

白散方

桔梗三分　巴豆一分，去皮心，熬黑，研如脂　贝母三分

上三味为散，内巴豆，更于臼中杵之。以白饮和服，强人半钱匕，羸者减之。病在膈上必吐，在膈下必利，不利，进热粥一杯，利过不止，进冷粥一杯。身热，皮粟不解，欲引衣自覆，若以水潠之、洗之，益令热劫不得出，当汗而不

---

① 寒分：寒水、痰饮。
② 潠：《说文新附》："潠，含水喷也。"

汗则烦。假令汗出已，腹中痛，与芍药三两如上法。

一四二　太阳与少阳并病，头项强痛，或眩冒，时如结胸，心下痞鞭者，当刺大椎①第一间、肺俞②、肝俞③，慎不可发汗。发汗则谵语，脉弦。五日谵语不止，当刺期门④。〔方八〕

一四三　妇人中风，发热恶寒，经水适来，得之七八日，热除而脉迟，身凉，胸胁下满，如结胸状，谵语者，此为热入血室⑤也，当刺期门⑥，随其实而取之。〔方九〕

一四四　妇人中风，七八日续得寒热，发作有时，经水适断者，此为热入血室，其血必结，故使如疟状，发作有时，小柴胡汤主之。〔方十〕

柴胡半斤　黄芩三两　人参三两　半夏半升，洗　甘草三两
生姜三两，切　大枣十二枚，擘

上七味，以水一斗二升，煮取六升，去滓，再煎取三升。温服一升，日三服。

一四五　妇人伤寒，发热，经水适来，昼日明了，暮则谵语，如见鬼状者，此为热入血室。无犯胃气及上二焦，必自愈。〔方十一〕

一四六　伤寒六七日，发热，微恶寒，支节烦疼⑦，微

67

卷第四

① 大椎：督脉经穴。在第七颈椎和第一胸椎棘突之间。
② 肺俞：足太阳膀胱经穴。第三、四胸椎横突之间，在脊外旁开一寸五分处。
③ 肝俞：足太阳膀胱经穴。第九、十胸椎横突之间，在脊外旁开一寸五分处。
④ 期门：足厥阴肝经募穴。乳直下二肋间。
⑤ 血室：指胞宫，即子宫。
⑥ 期门：肝经之募穴，在乳中线上乳头下二寸。
⑦ 支节烦疼：支，通肢。即四肢关节烦痛。

呕，心下支结①，外证未去者，柴胡桂枝汤主之。[方十二]

桂枝去皮　黄芩一两半　人参一两半　甘草一两，炙　半夏二合半，洗　芍药一两半　大枣六枚，擘　生姜一两半，切　柴胡四两

上九味，以水七升，煮取三升，去滓。温服一升。本云：人参汤，作如桂枝法，加半夏、柴胡、黄芩，复如柴胡法。今用人参作半剂。

一四七　伤寒五六日，已发汗而复下之，胸胁满微结，小便不利，渴而不呕，但头汗出，往来寒热，心烦者，此为未解也，柴胡桂枝干姜汤主之。[方十三]

柴胡半斤　桂枝三两，去皮　干姜二两　栝楼根四两　黄芩三两　牡蛎二两，熬　甘草二两，炙

上七味，以水一斗二升，煮取六升，去滓，再煎取三升。温服一升，日三服。初服微烦，复服汗出便愈。

一四八　伤寒五六日，头汗出，微恶寒，手足冷，心下满，口不欲食，大便鞕，脉细者，此为阳微结。必有表，复有里也。脉沉，亦在里也。汗出为阳微，假令纯阴结，不得复有外证，悉入在里，此为半在里半在外也。脉虽沉紧，不得为少阴病，所以然者，阴不得有汗，今头汗出，故知非少阴也，可与小柴胡汤。设不了了者，得屎而解。[方十四]用前第十方。

一四九　伤寒五六日，呕而发热者，柴胡汤证具，而以他药下之，柴胡证仍在者，复与柴胡汤。此虽已下之，不为逆，必蒸蒸而振②，却发热汗出而解。若心下满而鞕痛者，此为结胸也，大陷胸汤主之。但满而不痛者，此为痞，柴胡

---

① 心下支结：即心下感觉支撑闷结。
② 蒸蒸而振：蒸蒸，兴盛貌。蒸蒸而振，指寒战的很严重。

不中与之，宜半夏泻心汤。[方十五]

半夏半斤，洗　黄芩　干姜　人参　甘草炙，各三两　黄连一两　大枣十二枚，擘

上七味，以水一斗，煮取六升，去滓，再煎取三升。温服一升，日三服。须大陷胸汤者，方用前第二法。一方用半夏一升。

一五〇　太阳、少阳并病，而反下之，成结胸，心下鞕，下利不止，水浆不下，其人心烦。

一五一　脉浮而紧，而复下之，紧反入里，则作痞。按之自濡①，但气痞②耳。

一五二　太阳中风，下利，呕逆，表解者，乃可攻之。其人漐漐汗出③，发作有时，头痛，心下痞鞕满，引胁下痛，干呕，短气④，汗出不恶寒者，此表解里未和也，十枣汤主之。[方十六]

芫花熬　甘遂　大戟

上三味，等分，各别捣为散。以水一升半，先煮大枣肥者十枚，取八合，去滓，内药末。强人服一钱匕，羸人服半钱，温服之，平旦服。若下少，病不除者，明日更服，加半钱。得快下利后，糜粥自养。

一五三　太阳病，医发汗，遂发热、恶寒，因复下之，心下痞。表里俱虚，阴阳气并竭⑤，无阳则阴独⑥，复加烧

---

①　濡：柔软。
②　气痞：气机痞塞，但满而不痛。
③　漐漐汗出：病人微微汗出。
④　短气：气机不畅，呼吸短促。
⑤　阴阳气并竭：阴，里也；阳，表也；竭，乃正气竭乏。阴阳气并竭即表里气血俱虚。
⑥　无阳则阴独：阳，指表证；无阳，指表证已罢。无阳则阴独即表证已罢而只有里证。

针，因胸烦，面色青黄，肤瞤者，难治。今色微黄，手足温者，易愈。

一五四　心下痞，按之濡，其脉关上浮者，大黄黄连泻心汤主之。［方十七］

大黄二两　黄连一两

上二味，以麻沸汤二升，渍之须臾，绞去滓。分温再服。臣亿等看详大黄黄连泻心汤，诸本皆二味。又后附子泻心汤，用大黄、黄连、黄芩、附子，恐是前方中亦有黄芩，后但加附子也。故后云：附子泻心汤，本云加附子也。

一五五　心下痞，而复恶寒、汗出者，附子泻心汤主之。［方十八］

大黄二两　黄连一两　黄芩一两　附子一枚，炮，去皮，破，别煮取汁

上四味，切三味，以麻沸汤二升，渍之须臾，绞去滓，内附子汁。分温再服。

一五六　本以下之，故心下痞，与泻心汤。痞不解，其人渴而口燥烦，小便不利者，五苓散主之。［方十九］一方云：忍之一日乃愈。用前第七证方。

一五七　伤寒汗出解之后，胃中不和，心下痞鞕，干噫食臭①，胁下有水气，腹中雷鸣②，下利者，生姜泻心汤主之。［方二十］

生姜四两，切　甘草三两，炙　人参三两　干姜一两　黄芩三两　半夏半升，洗　黄连一两　大枣十二枚，擘

上八味，以水一斗，煮取六升，去滓，再煎取三升。温服一升，日三服。附子泻心汤，本云加附子。半夏泻心汤、

———————————

① 干噫食臭：噫同嗳，即嗳气带有食臭味。
② 腹中雷鸣：腹中漉漉作响，即肠鸣音亢进。

甘草泻心汤，同体别名耳。生姜泻心汤，本云：理中人参黄芩汤，去桂枝、术，加黄连，并泻肝法。

一五八　伤寒中风，医反下之，其人下利，日数十行，谷不化①，腹中雷鸣，心下痞鞕而满，干呕，心烦不得安。医见心下痞，谓病不尽，复下之，其痞益甚，此非结热②，但以胃中虚，客气上逆，故使鞕也。甘草泻心汤主之。[方二十一]

甘草四两，炙　黄芩三两　干姜三两　半夏半升，洗　大枣十二枚，擘　黄连一两

上六味，以水一斗，煮取六升，去滓，再煎取三升。温服一升，日三服。臣亿等谨按：上生姜泻心汤法，本云理中人参黄芩汤，今详泻心以疗痞。痞气因发阴而生，是半夏、生姜、甘草泻心三方，皆本于理中也。其方必各有人参，今甘草泻心汤中无者，脱落之也。又按《千金》并《外台秘要》治伤寒䘌虫食，用此方，皆有人参，知脱落无疑。

一五九　伤寒服汤药，下利不止，心下痞鞕，服泻心汤已，复以他药下之，利不止，医以理中与之，利益甚。理中者，理中焦，此利在下焦，赤石脂禹余粮汤主之。复不止者，当利其小便。赤石脂禹余粮汤。[方二十二]

赤石脂一斤，碎　太一禹余粮一斤，碎

上二味，以水六升，煮取二升，去滓。分温三服。

一六〇　伤寒吐下后，发汗，虚烦，脉甚微，八九日心下痞鞕，胁下痛，气上冲咽喉，眩冒，经脉动惕③者，久而成痿④。

① 谷不化：食物不消化。
② 结热：实热内结。
③ 惕：伤。
④ 痿：证候名称。主要表现是两足软弱，不能行走。

一六一　伤寒发汗，若吐，若下，解后，心下痞鞕，噫气不除者，旋复代赭汤主之。[方二十三]

旋复花三两　人参二两　生姜五两　代赭一两　甘草三两，炙　半夏半升，洗　大枣十二枚，擘

上七味，以水一斗，煮取六升，去滓，再煎取三升。温服一升，日三服。

一六二　下后，不可更行桂枝汤，若汗出而喘，无大热者，可与麻黄杏子甘草石膏汤。[方二十四]

麻黄四两　杏仁五十个，去皮尖　甘草二两，炙　石膏半斤，碎，绵裹

上四味，以水七升，先煮麻黄，减二升，去白沫，内诸药，煮取三升，去滓。温服一升。本云：黄耳杯。

一六三　太阳病，外证未除而数下之，遂协热而利，利下不止，心下痞鞕，表里不解者，桂枝人参汤主之。[方二十五]

桂枝四两，别切　甘草四两，炙　白术三两　人参三两　干姜三两

上五味，以水九升，先煮四味，取五升，内桂，更煮取三升，去滓。温服一升，日再夜一服。

一六四　伤寒大下后，复发汗，心下痞，恶寒者，表未解也。不可攻痞，当先解表，表解乃可攻痞。解表宜桂枝汤，攻痞宜大黄黄连泻心汤。[方二十六]泻心汤用前第十七方。

一六五　伤寒发热，汗出不解，心中痞鞕，呕吐而下利者，大柴胡汤主之。[方二十七]用前第四方。

一六六　病如桂枝证，头不痛，项不强，寸脉微浮①，

---

① 微浮：指略有浮象。

胸中痞鞕，气上冲喉咽，不得息者，此为胸有寒①也。当吐之，宜瓜蒂散。[方二十八]

瓜蒂一分，熬黄　赤小豆一分

上二味，各别捣筛，为散已，合治之，取一钱匕，以香豉一合，用热汤七合，煮作稀糜，去滓，取汁和散。温顿服之。不吐者，少少加，得快吐乃止。诸亡血、虚家，不可与瓜蒂散。

一六七　病胁下素有痞，连在脐傍，痛引少腹，入阴筋②者，此名藏结。死。[方二十九]

一六八　伤寒若吐，若下后，七八日不解，热结在里，表里俱热，时时恶风，大渴，舌上干燥而烦，欲饮水数升者，白虎加人参汤主之。[方三十]

知母六两　石膏一斤，碎　甘草二两，炙　人参二两　粳米六合

上五味，以水一斗，煮米熟，汤成，去滓。温服一升，日三服。此方立夏后、立秋前乃可服，立秋后不可服。正月、二月、三月尚凛冷，亦不可与服之，与之则呕利而腹痛。诸亡血、虚家，亦不可与，得之则腹痛利者，但可温之，当愈。

一六九　伤寒无大热，口燥渴，心烦，背微恶寒者，白虎加人参汤主之。[方三十一]用前方。

一七〇　伤寒脉浮，发热，无汗，其表不解，不可与白虎汤。渴欲饮水，无表证者，白虎加人参汤主之。[方三十二]用前方。

一七一　太阳、少阳并病，心下鞕，颈项强而眩者，当

---

①　胸有寒：寒，此当"邪"解，指痰实之邪。胸有寒即胸中有痰实阻滞。

②　阴筋：指外生殖器有筋处。

刺大椎、肺俞、肝俞，慎勿下之。[方三十三]

一七二　太阳与少阳合病，自下利者，与黄芩汤。若呕者，黄芩加半夏生姜汤主之。[方三十四]

黄芩汤方

黄芩三两　芍药二两　甘草二两，炙　大枣十二枚，擘

上四味，以水一斗，煮取三升，去滓。温服一升，日再，夜一服。

黄芩加半夏生姜汤方

黄芩三两　芍药二两　甘草二两，炙

大枣十二枚，擘　半夏半升，洗　生姜一两，一方：三两，切

上六味，以水一斗，煮取三升，去滓。温服一升，日再，夜一服。

一七三　伤寒，胸中有热，胃中有邪气，腹中痛，欲呕吐者，黄连汤主之。[方三十五]

黄连三两　甘草三两，炙　干姜三两　桂枝三两，去皮　人参二两　半夏半升，　大枣十二枚，擘

上七味，以水一斗，煮取六升，去滓。温服，昼三夜二。疑非仲景方。

一七四　伤寒八九日，风湿相搏，身体疼烦，不能自转侧，不呕，不渴，脉浮虚而涩者，桂枝附子汤主之。若其人大便鞭一云：脐下、心下鞭，小便自利者，去桂加白术汤主之。[方三十六]

桂枝附子汤方

桂枝四两，去皮　附子三枚，炮，去皮，破　生姜三两，切　大枣十二枚，擘　甘草二两，炙

上五味，以水六升，煮取二升，去滓。分温三服。去桂加白术汤方

附子三枚，炮，去皮，破　白术四两　生姜三两，切　甘草

二两，炙　大枣十二枚，擘

上五味，以水六升，煮取二升，去滓。分温三服。初一服，其人身如痹，半日许复服之，三服都尽，其人如冒状，勿怪。此以附子、术，并走皮内，逐水气未得除，故使之耳。法当加桂四两。此本一方二法，以大便鞕，小便自利，去桂也。以大便不鞕，小便不利，当加桂。附子三枚恐多也，虚弱家及产妇，宜减服之。

一七五　风湿相搏，骨节疼烦，掣痛①不得屈伸，近之则痛剧②，汗出短气，小便不利，恶风不欲去衣，或身微肿者，甘草附子汤主之。[方三十七]

甘草二两，炙　附子二枚，炮，去皮，破　白术二两　桂枝四两，去皮

上四味，以水六升，煮取三升，去滓。温服一升，日三服。初服得微汗则解。能食，汗止复烦者，将服五合。恐一升多者，宜服六七合为始。

一七六　伤寒脉浮滑，此以表有热，里有寒③，白虎汤主之。[方三十八]

知母六两　石膏一斤，碎　甘草二两，炙　粳米六合

上四味，以水一斗，煮米熟，汤成，去滓。温服一升，日三服。臣亿等谨按：前篇云：热结在里，表里俱热者，白虎汤主之。又云：其表不解，不可与白虎汤。此云：脉浮滑，表有热，里有寒者，必表里字差矣。又阳明一证云：脉浮迟，表热里寒，四逆汤主之。又少

---

①　掣痛：疼痛伴有牵引拘急之感。
②　近之则疼剧：痛处拒绝抚按或触及。
③　表有热，里有寒：宋臣林亿等有按语云："前篇云热结在里，表里俱热者，白虎汤主之，又云其表不解，不可与白虎汤。此云脉浮滑，表有热，里有寒者，必表里字差矣。又阳明一证云，脉浮迟，表热里寒，四逆汤主之。又少阴一证云里寒外热，通脉四逆汤主之。以此表里自差明矣。"据此理校，表有热，里有寒句，当作表里俱热解释为是。

阴一证云：里寒外热，通脉四逆汤主之。以此表里自差，明矣。《千金翼》云：白通汤。非也。

一七七　伤寒脉结代，心动悸，炙甘草汤主之。[方三十九]

甘草四两，炙　生姜三两，切　人参二两　生地黄一斤　桂枝三两，去皮　阿胶二两　麦门冬半升，去心　麻仁半升　大枣三十枚，擘

上九味，以清酒七升，水八升，先煮八味，取三升，去滓，内胶烊消尽。温服一升，日三服。一名复脉汤。

一七八　脉按之来缓，时一止复来者，名曰结。又脉来动而中止，更来小数，中有还者反动①，名曰结，阴也。脉来动而中止，不能自还，因而复动者，名曰代，阴也。得此脉者，必难治。

---

①　反动：复动，又跳动。

卷 第 五

辨阳明病脉证并治第八 合四十四法　方一十首
一方附并见阳明少阳合病法

阳明病，不吐不下，心烦者，可与调胃承气汤。［第一］
三味，前有阳明病二十七证。

阳明病，脉迟，汗出不恶寒，身重短气，腹满潮热，大
便鞕，大承气汤主之。若腹大满不通者，与小承气汤。［第
二］大承气四味，小承气三味。

阳明病，潮热，大便微鞕者，可与大承气汤。若不大便
六七日，恐有燥屎，与小承气汤。若不转失气，不可攻之。
后发热复鞕者，小承气汤和之。［第三］用前第二方，下有二
病证。

伤寒若吐下不解，至十余日，潮热，不恶寒，如见鬼
状，微喘直视，大承气汤主之。［第四］用前第二方。

阳明病，多汗，胃中燥，大便鞕，谵语，小承气汤主
之。［第五］用前第二方。

阳明病，谵语，潮热，脉滑疾者。小承气汤主之。［第
六］用前第二方。

阳明病，谵语，潮热，不能食，胃中有燥屎，宜大承气
汤下之。［第七］用前第二方，下有阳明病一证。

汗出谵语，有燥屎在胃中。过经乃可下之，宜大承气
汤。［第八］用前第二方，下有伤寒病一证。

三阳合病，腹满身重，谵语遗尿，白虎汤主之。[第九]四味。

二阳并病，太阳证罢，潮热汗出，大便难，谵语者，宜大承气汤。[第十]用前第二方。

阳明病，脉浮紧，咽燥口苦，腹满而喘，发热汗出，恶热身重。若下之，则胃中空虚，客气动膈，心中懊侬，舌上胎者，栀子豉汤主之。[第十一]二味。

若渴欲饮水，舌燥者，白虎加人参汤主之。[第十二]五味。

若脉浮发热，渴欲饮水，小便不利者，猪苓汤主之。[第十三]五味。下有不可与猪苓汤一证。

脉浮迟，表热里寒，下利清谷者，四逆汤主之。[第十四]三味，下有二病证。

阳明病下之，外有热，手足温，不结胸，心中懊侬，不能食，但头汗出，栀子豉汤主之。[第十五]用前第十一方。

阳明病，发潮热，大便溏，胸满不去者，与小柴胡汤。[第十六]七味。

阳明病，胁下满，不大便而呕，舌上胎者，与小柴胡汤。[第十七]用上方。

阳明中风，脉弦浮大，短气腹满，胁下及心痛，鼻干不得汗，嗜卧，身黄，小便难，潮热而哕，与小柴胡汤。[第十八]用上方。

脉但浮，无余证者，与麻黄汤。[第十九]四味。

阳明病，自汗出，若发汗，小便利，津液内竭，虽鞕不可攻之。须自大便，蜜煎导而通之。若土瓜根，猪胆汁。[第二十]一味。猪胆方附，二味。

阳明病，脉迟，汗出多，微恶寒，表未解，宜桂枝汤。

［第二十一］五味。

阳明病，脉浮，无汗而喘，发汗则愈，宜麻黄汤。［第二十二］用前第十九方。

阳明病，但头汗出，小便不利，身必发黄，茵陈蒿汤主之。［第二十三］三味。

阳明证，喜忘，必有畜血①，大便黑，宜抵当汤下之。［第二十四］四味。

阳明病下之，心中懊憹而烦，胃中有燥屎者，宜大承气汤。［第二十五］用前第二方。下有一病证。

病人烦热，汗出解，如疟状，日晡发热。脉实者，宜大承气汤；脉浮虚者，宜桂枝汤。［第二十六］大承气汤用前第二方。桂枝汤用前第二十一方。

大下后，六七日不大便，烦不解，腹满痛，本有宿食，宜大承气汤。［第二十七］用前第二方。

病人小便不利，大便乍难乍易，时有微热，宜大承气汤。［第二十八］用前第二方。

食谷欲呕，属阳明也，吴茱萸汤主之。 ［第二十九］四味。

太阳病，发热，汗出恶寒，不呕，心下痞，此以医下之也。如不下，不恶寒而渴，属阳明，但以法救之。宜五苓散。［第三十］五味。下有二病证。

跌阳脉浮而涩，小便数，大便鞕，其脾为约，麻子仁丸主之。［第三十一］六味。

太阳病三日，发汗不解，蒸蒸②热者，调胃承气汤主

---

① 畜血：畜，通"蓄"。《楚辞·九辩》："畜怨兮积思，心烦憺兮忘食事。"一本作"蓄怨"。王逸注："结恨在心，虑愤郁也。"畜血，即瘀血。

② 蒸蒸：兴盛貌。

之。［第三十二］用前第一方。

伤寒吐后，腹胀满者，与调胃承气汤。［第三十三］用前第一方。

太阳病，若吐下发汗后，微烦，大便鞕，与小承气汤和之。［第三十四］用前第二方。

得病二三日，脉弱，无太阳、柴胡证，烦躁，心下鞕，小便利，屎定鞕，宜大承气汤。［第三十五］用前第二方。

伤寒六七日，目中不了了，睛不和，无表里证，大便难，宜大承气汤。［第三十六］用前第二方。

阳明病，发热汗多者，急下之，宜大承气汤。［第三十七］用前第二方。

发汗不解，腹满痛者，急下之，宜大承气汤。［第三十八］用前第二方。

腹满不减，减不足言，当下之，宜大承气汤。［第三十九］用前第二方。

阳明少阳合病，必下利，脉滑而数，有宿食也，当下之，宜大承气汤。［第四十］用前第二方。

病人无表里证，发热七八日，脉数，可下之。假令已下，不大便者，无瘀血，宜抵当汤。［第四十一］用前第二十四方，下有二病证。

伤寒七八日，身黄如桔色，小便不利，茵陈蒿汤主之。［第四十二］用前第二十三方。

伤寒身黄发热，栀子柏皮汤主之。［第四十三］三味。

伤寒瘀热在里，身必黄，麻黄连轺赤小豆汤主之。［第四十四］八味。

一七九　问曰：病有太阳阳明，有正阳阳明，有少阳阳明，何谓也？答曰：太阳阳明者，脾约一云：络是也；正阳阳明者，胃家实是也；少阳阳明者，发汗、利小便已，胃中燥、烦、实，大便难是也。

一八〇　阳明之为病，胃家实一作：寒是也。

一八一　问曰：何缘得阳明病？答曰：太阳病，若发汗，若下，若利小便，此亡津液，胃中干燥，因转属阳明。不更衣①，内实，大便难者，此名阳明也。

一八二　问曰：阳明病外证云何？答曰：身热，汗自出，不恶寒，反恶热也。

一八三　问曰：病有得之一日，不发热而恶寒者，何也？答曰：虽得之一日，恶寒将自罢，即自汗出而恶热也。

一八四　问曰：恶寒何故自罢？答曰：阳明居中，主土也②，万物所归，无所复传。始虽恶寒，二日自止，此为阳明病也。

一八五　本太阳，初得病时，发其汗，汗先出不彻，因转属阳明也。伤寒发热，无汗，呕不能食，而反汗出濈濈然者③，是转属阳明也。

一八六　伤寒三日，阳明脉大。

一八七　伤寒脉浮而缓，手足自温者，是为系在太阴。太阴者，身当发黄，若小便自利者，不能发黄。至七八日，大便鞕者，为阳明病也。

一八八　伤寒转系阳明者，其人濈然微汗出也。

一八九　阳明中风，口苦，咽干，腹满，微喘，发热，恶寒，脉浮而紧。若下之，则腹满小便难也。

一九〇　阳明病，若能食，名中风；不能食，名中寒。

一九一　阳明病，若中寒者，不能食，小便不利，手足

---

①　不更衣："更衣"为解大便之婉辞。"不更衣"即不大便。

②　阳明居中，主土也：阳明在五行中属土，土居中央，故云阳明居中，主土也。

③　汗出濈濈（jī jī）然：即汗出连绵不断的样子。

濈然汗出，此欲作固瘕，必大便初鞕后溏。所以然者，以胃中冷，水谷不别故也。

一九二　阳明病，初欲食，小便反不利，大便自调，其人骨节疼，翕翕如有热状，奄然①发狂，濈然汗出而解者，此水不胜谷气②，与汗共并，脉紧则愈。

一九三　阳明病欲解时，从申至戌上③。

一九四　阳明病，不能食，攻其热必哕，所以然者，胃中虚冷故也。以其人本虚，攻其热必哕。

一九五　阳明病，脉迟，食难用饱，饱则微烦头眩，必小便难，此欲作谷瘅④。虽下之，腹满如故，所以然者，脉迟故也。

一九六　阳明病，法多汗，反无汗，其身如虫行皮中状者，此以久虚故也。

一九七　阳明病，反无汗，而小便利，二三日呕而咳，手足厥者，必苦头痛。若不咳、不呕、手足不厥者，头不痛。一云：冬阳明。

一九八　阳明病，但头眩，不恶寒，故能食而咳，其人咽必痛。若不咳者，咽不痛。一云：冬阳明。

一九九　阳明病，无汗，小便不利，心中懊憹者，身必发黄。

二〇〇　阳明病，被火，额上微汗出，而小便不利者，必发黄。

伤寒论

---

①　奄（yǎn）然：突然、忽然。

②　谷气：水谷精气，此指胃气。

③　从申至戌上：系指申、酉、戌三个时辰。即从下午15时至21时之前。

④　谷瘅：瘅，同"疸"。黄疸病之一种，乃因水谷不化，湿郁而发为黄疸，有湿热与寒湿之分。本证之欲作谷疸，当属寒湿。

二〇一　阳明病，脉浮而紧者，必潮热，发作有时。但浮者，必盗汗出。

二〇一　阳明病，脉浮而紧者，必潮热，发作有时。但浮者，必盗汗出。

二〇二　阳明病，口燥，但欲漱水，不欲咽者，此必衄。

二〇三　阳明病，本自汗出，医更重发汗，病已差，尚微烦不了了者，此必大便鞕故也。以亡津液，胃中干燥，故令大便鞕。当问其小便日几行，若本小便日三四行，今日再行，故知大便不久出。今为小便数少，以津液当还入胃中，故知不久必大便也。

二〇四　伤寒呕多，虽有阳明证，不可攻之。

二〇五　阳明病，心下鞕满者，不可攻之。攻之，利遂不止者死，利止者愈。

二〇六　阳明病，面合①色赤，不可攻之。必发热，色黄者，小便不利也。

二〇七　阳明病，不吐，不下，心烦者，可与调胃承气汤。[方一]

甘草二两，炙　芒消半升　大黄四两，清酒洗

上三味，切，以水三升，煮二物至一升，去滓，内芒消，更上微火一二沸。温顿服之，以调胃气。

二〇八　阳明病，脉迟，虽汗出不恶寒者，其身必重，短气，腹满而喘，有潮热者，此外欲解，可攻里也。手足濈然汗出者，此大便已鞕也，大承气汤主之。若汗多，微发热恶寒者，外未解也。一法：与桂枝汤。其热不潮，未可与承气汤。若腹大满不通者，可与小承气汤，微和胃气，勿令至大泄下。大承气汤。[方二]

大黄四两，酒洗　厚朴半斤，炙，去皮　枳实五枚，炙，　芒

①　合：全部。

消三合

上四味，以水一斗，先煮二物，取五升，去滓，内大黄，更煮取二升，去滓，内芒消，更上微火一二沸。分温再服。得下，余勿服。

小承气汤方^①

大黄四两，酒洗　厚朴二两，炙，去皮　枳实三枚，大者，炙

上三味，以水四升，煮取一升二合，去滓。分温二服。初服汤当更衣，不尔者尽饮之。若更衣者，勿服之。

二〇九　阳明病，潮热，大便微鞕者，可与大承气汤，不鞕者，不可与之。若不大便六七日，恐有燥屎，欲知之法，少与小承气汤，汤入腹中，转失气者，此有燥屎也，乃可攻之。若不转失气者，此但初头鞕，后必溏，不可攻之，攻之必胀满不能食也。欲饮水者，与水则哕。其后发热者，必大便复鞕而少也，以小承气汤和之。不转失气者，慎不可攻也。小承气汤。[方三]用前第二方。

二一〇　夫实则谵语，虚则郑声^②。郑声者，重语也。直视，谵语，喘满者死，下利者亦死。

二一一　发汗多，若重发汗者，亡其阳，谵语，脉短者死；脉自和者不死。

二一二　伤寒若吐、若下后不解，不大便五六日，上至十余日，日晡所发潮热，不恶寒，独语如见鬼状。若剧者，发则不识人，循衣摸床，惕而不安—云：顺衣妄撮，怵惕不安，微喘直视，脉弦者生，涩者死。微者，但发热谵语者，大承气汤主之。若一服利，则止后服。[方四]用前第二方。

二一三　明阳病，其人多汗，以津液外出，胃中燥，大

---

①　小承气汤方：本方原在208条下，今移至此。
②　郑声：语言重复，声音低微。"郑声者，重语也"即自注句。

便必鞕，鞕则谵语，小承气汤主之。若一服，谵语止者，更莫复服。[方五] 用前第二方。

二一四　阳明病，谵语，发潮热，脉滑而疾①者，小承气汤主之。因与承气汤一升，腹中转气者，更服一升，若不转气者，勿更与之。明日又不大便，脉反微涩者，里虚也，为难治，不可更与承气汤也。[方六] 用前第二方。

二一五　阳明病，谵语，有潮热，反不能食者。胃中必有燥屎五六枚也。若能食者，但鞕耳，宜大承气汤下之。[方七] 用前第二方。

二一六　阳明病，下血、谵语者，此为热入血室。但头汗出者，刺期门，随其实而写之，濈然汗出则愈。

二一七　汗汗一作：卧出谵语者，以有燥屎在胃中，此为风也。须下者，过经②乃可下之。下之若早，语言必乱，以表虚里实故也。下之愈，宜大承气汤。[方八] 用前第二方，一云：大柴胡汤。

二一八　伤寒四五日，脉沉而喘满，沉为在里，而反发其汗，津液越出，大便为难，表虚里实，久则谵语。

二一九　三阳合病，腹满，身重，难以转侧，口不仁③，面垢④又作：枯，一云：向经，谵语，遗尿。发汗则谵语。下之则额上生汗，手足逆冷。若自汗出者，白虎汤主之。[方九]

知母六两　石膏一斤，碎　甘草二两，炙　粳米六合

上四味，以水一斗，煮米熟，汤成，去滓。温服一升，

---

①　脉滑而疾：脉来滑利而疾数。

②　过经：太阳病与阳明病或少阳病同见，若太阳病已罢，纯见阳明或少阳病者谓过经。亦如成无已注云："须过太阳经，无表证"。

③　口不仁：口舌食不知味。

④　面垢：面部如蒙尘垢。

日三服。

二二〇　二阳并病，太阳证罢，但发潮热，手足漐漐汗出，大便难而谵语者，下之则愈，宜大承气汤。［方十］用前第二方。

二二一　阳明病，脉浮而紧，咽燥，口苦，腹满而喘，发热汗出，不恶寒反恶热，身重。若发汗则躁，心愦愦①公对切，反谵语。若加温针，必怵惕，烦躁不得眠。若下之，则胃中空虚，客气动膈，心中懊憹，舌上胎者，栀子豉汤主之。［方十一］

肥栀子十四枚，擘　香豉四合，绵裹

上二味，以水四升，煮栀子取二升半，去滓，内豉，更煮取一升半，去滓。分二服，温进一服。得快吐者，止后服。

二二二　若渴欲饮水，口干舌燥者，白虎加人参汤主之。［方十二］

知母六两　石膏一斤，碎　甘草二两，炙　粳米六合　人参三两

上五味，以水一斗，煮米熟，汤成，去滓。温服一升，日三服。

二二三　若脉浮，发热，渴欲饮水，小便不利者，猪苓汤主之。［方十三］

猪苓去皮　茯苓　泽泻　阿胶　滑石碎，各一两

上五味，以水四升，先煮四味，取二升，去滓，内阿胶烊消。温服七合，日三服。

———————————

①　愦愦：烦乱。《素问·至真要大论》："厥阴之胜，耳鸣头眩，愦愦欲吐，胃鬲如寒。"张介宾注："愦愦，心乱也。"《庄子·大宗师》："彼又恶能愦愦然为世俗之礼，以观众人之耳目哉！"成玄英疏："愦愦，犹烦乱也。"

二二四　阳明病，汗出多而渴者，不可与猪苓汤，以汗多胃中燥，猪苓汤复利其小便故也。

二二五　脉浮而迟，表热里寒，下利清谷者，四逆汤主之。［方十四］

甘草二两，炙　干姜一两半　附子一枚，生用，去皮，破八片

上三味，以水三升，煮取一升二合，去滓。分温二服。强人可大附子一枚，干姜三两。

二二六　若胃中虚冷，不能食者，饮水则哕。

二二七　脉浮，发热，口干，鼻燥，能食者则衄。

二二八　阳明病，下之，其外有热，手足温，不结胸，心中懊恼，饥不能食，但头汗出者，栀子豉汤主之。［方十五］用前第十一方。

二二九　阳明病，发潮热，大便溏，小便自可，胸胁满不去者，与小柴胡汤。［方十六］

柴胡半斤　黄芩三两　人参三两　半夏半升，洗　甘草三两，炙　生姜三两，切　大枣十二枚，擘

上七味，以水一斗二升，煮取六升，去滓，再煎取三升。温服一升，日三服。

二三〇　阳明病，胁下鞕满，不大便而呕，舌上白胎者，可与小柴胡汤。上焦得通，津液得下，胃气因和，身濈然汗出而解。［方十七］用上方。

二三一　阳明中风，脉弦浮大而短气，腹都满，胁下及心痛，久按之气不通，鼻干，不得汗，嗜卧，一身及目悉黄，小便难，有潮热，时时哕，耳前后肿，刺之小差。外不解，病过十日，脉续浮者，与小柴胡汤。［方十八］用上方。

二三二　脉但浮，无余证者，与麻黄汤。若不尿，腹满加哕者，不治。麻黄汤。［方十九］

麻黄三两，去节　桂枝二两，去皮　甘草一两，炙　杏仁七

十个，去皮尖

上四味，以水九升，煮麻黄，减二升，去白沫，内诸药，煮取二升半，去滓。温服八合，覆取微似汗。

二三三　阳明病，自汗出，若发汗，小便自利者，此为津液内竭，虽鞕不可攻之，当须自欲大便，宜蜜煎导而通之。若土瓜根及大猪胆汁，皆可为导①。[方二十]

蜜煎方。

食蜜七合

上一味，于铜器内，微火煎，当须凝如饴状，搅之勿令焦著，欲可丸，并手捻作挺②，令头锐，大如指，长二寸许。当热时急作，冷则鞕。以内谷道中，以手急抱，欲大便时，乃去之。疑非仲景意，已试甚良。

又：大猪胆一枚，泻汁，和少许法醋，以灌谷道内，如一食顷，当大便出宿食恶物，甚效。

二三四　阳明病，脉迟，汗出多，微恶寒者，表未解也，可发汗，宜桂枝汤。[方二十一]

桂枝三两，去皮　芍药三两　生姜三两　甘草二两，炙　大枣十二枚，擘

上五味，以水七升，煮取三升，去滓。温服一升，须臾，啜热稀粥一升，以助药力取汗。

二三五　阳明病，脉浮，无汗而喘者，发汗则愈，宜麻黄汤。[方二十二] 前第十九方。

二三六　阳明病，发热，汗出者，此为热越，不能发黄也。但头汗出，身无汗，剂颈而还，小便不利，渴引水浆③

---

① 导：导便法，为外治法之一。
② 挺：通"梃"。棒状为梃。
③ 水浆：泛指饮料。

者，此为瘀热①在里，身必发黄，茵陈蒿汤主之。[方二十三]

茵陈蒿六两　栀子十四枚，擘　大黄二两，去皮

上三味，以水一斗二升，先煮茵陈，减六升，内二味，煮取三升，去滓。分三服。小便当利，尿如皂荚汁状，色正赤，一宿腹减，黄从小便去也。

二三七　阳明证，其人喜忘②者，必有蓄血③。所以然者，本有久瘀血，故令喜忘。屎虽鞕，大便反易，其色必黑者，宜抵当汤下之。[方二十四]

水蛭熬　虻虫去翅足，熬，各三十个　大黄三两，酒洗　桃仁二十个，去皮尖及两人者

上四味，以水五升，煮取三升，去滓。温服一升，不下更服。

二三八　阳明病，下之，心中懊憹而烦，胃中④有燥屎者，可攻。腹微满，初头鞕，后必溏，不可攻之。若有燥屎者，宜大承气汤。[方二十五]用前第二方。

二三九　病人不大便五六日，绕脐痛，烦躁，发作有时者，此有燥屎，故使不大便也。

二四〇　病人烦热，汗出则解，又如疟状，日晡所发热者，属阳明也。脉实者，宜下之。脉浮虚者，宜发汗。下之与大承气汤，发汗宜桂枝汤。[方二十六]大承气汤用前第二方，桂枝汤用前第二十一方。

二四一　大下后，六七日不大便，烦不解，腹满痛者，

---

①　瘀热：即"邪热郁滞"的意思。

②　喜忘：喜作"善"字解。《外台秘要》作善忘，可证。喜忘即健忘。

③　畜血：畜与"蓄"同，瘀血停留叫蓄血。

④　胃中：泛指肠道。

此有燥屎也。所以然者，本有宿食故也，宜大承气汤。［方二十七］用前第二方。

二四二　病人小便不利，大便乍难乍易，时有微热，喘冒①—作：拂郁不能卧者，有燥屎也。宜大承气汤。［方二十八］用前第二方。

二四三　食谷欲呕，属阳明也，吴茱萸汤主之。得汤反剧者，属上焦也。吴茱萸汤。［方二十九］

吴茱萸一升，洗　　人参三两　　生姜六两，切　　大枣十二枚，擘

上四味，以水七升，煮取二升，去滓。温服七合，日三服。

二四四　太阳病，寸缓，关浮，尺弱，其人发热汗出，复恶寒，不呕，但心下痞者，此以医下之也。如其不下者，病人不恶寒而渴者，此转属阳明也。小便数者，大便必鞕，不更衣十日，无所苦也。渴欲饮水，少少与之，但以法救之。渴者，宜五苓散。［方三十］

猪苓去皮　　白术　　茯苓各十八铢　　泽泻一两六铢　　桂枝半两，去皮

上五味，为散，白饮和服方寸匕。日三服。

二四五　脉阳微而汗出少者，为自和一作：如也。汗出多者，为太过。阳脉实，因发其汗，出多者，亦为太过。太过者，为阳绝于里，亡津液，大便因鞕也。

二四六　脉浮而芤，浮为阳，芤为阴，浮芤相搏，胃气生热，其阳则绝。

二四七　趺阳脉浮而涩，浮则胃气强，涩则小便数，浮涩相搏，大便则鞕，其脾为约，麻子仁丸主之。［方三十一］

———————————

①　喘冒：气喘而头昏目眩。

麻子仁二升　芍药半斤　枳实半斤，炙　大黄一斤，去皮
厚朴一尺，炙，去皮　杏仁一升，去皮尖，熬，别作脂

上六味，蜜和丸如梧桐子大。饮服十丸，日三服，渐
加，以知为度。

二四八　太阳病三日，发汗不解，蒸蒸发热①者，属胃
也。调胃承气汤主之。[方三十二]用前第一方。

二四九　伤寒吐后，腹胀满者，与调胃承气汤。[方三
十三]用前第一方。

二五〇　太阳病，若吐，若下，若发汗后，微烦，小便
数，大便因鞕者，与小承气汤，和之愈。[方三十四]用前第
二方。

二五一　得病二三日，脉弱，无太阳、柴胡证，烦躁，
心下鞕。至四五日，虽能食，以小承气汤，少少与，微和
之，令小安。至六日，与承气汤一升。若不大便六七日，小
便少者，虽不受食一云：不大便，但初头鞕，后必溏，未定成
鞕，攻之必溏。须小便利，屎定鞕，乃可攻之，宜大承气
汤。[方三十五]用前第二方。

二五二　伤寒六七日，目中不了了②，睛不和，无表里
证，大便难，身微热者，此为实也。急下之，宜大承气汤。
[方三十六]用前第二方。

二五三　阳明病，发热、汗多者，急下之，宜大承气
汤。[方三十七]用前第二方，一云：大柴胡汤。

二五四　发汗不解，腹满痛者，急下之，宜大承气汤。
[方三十八]用前第二方。

二五五　腹满不减，减不足言，当下之，宜大承气汤。

---

①　蒸蒸发热：里热炽盛貌，其热势从内向外蒸发。
②　目中不了了：目睛昏暗无神，视物不清楚。

［方三十九］用前第二方

二五六　阳明、少阳合病，必下利。其脉不负者，为顺也。负者，失也。互相克贼，名为负也。脉滑而数者，有宿食也，当下之，宜大承气汤。［方四十］用前第二方。

二五七　病人无表里证，发热七八日，虽脉浮数者，可下之。假令已下，脉数不解，合热则消谷喜饥，至六七日，不大便者，有瘀血，宜抵当汤。［方四十一］用前第二十四方。

二五八　若脉数不解，而下不止，必协热便脓血也。

二五九　伤寒发汗已，身目为黄，所以然者，以寒湿一作：温在里不解故也。以为不可下也，于寒湿中求之。

二六〇　伤寒七八日，身黄如橘子色，小便不利，腹微满者，茵陈蒿汤主之。［方四十二］用前第二十三方。

二六一　伤寒，身黄，发热，栀子柏皮汤主之。［方四十三］

肥栀子十五个，擘　甘草一两，炙　黄柏二两

上三味，以水四升，煮取一升半，去滓。分温再服。

二六二　伤寒，瘀热在里，身必黄，麻黄连轺①赤小豆汤主之。［方四十四］

麻黄二两，去节　连轺二两，连翘根是　杏仁四十个，去皮尖　赤小豆一升　大枣十二枚，擘　生梓白皮一升，切　生姜二两，切　甘草二两，炙

上八味，以潦水一斗，先煮麻黄再沸，去上沫，内诸药，煮取三升，去滓。分温三服，半日服尽。

---

①　连轺（yáo）：赵本连轺下有"连翘根是"四字，现均以连翘代用。

辨少阳病脉证并治第九 <small>方一首
并见三阳合病法</small>

太阳病不解，转入少阳，胁下鞕满，干呕不能食，往来寒热，尚未吐下，脉沉紧者，与小柴胡汤。[第一] 七味。

二六三　少阳之为病，口苦，咽干，目眩也。

二六四　少阳中风，两耳无所闻，目赤，胸中满而烦者，不可吐下，吐下则悸而惊。

二六五　伤寒脉弦细，头痛发热者，属少阳。少阳不可发汗，发汗则谵语，此属胃。胃和则愈，胃不和，烦而悸一云：躁。

二六六　本太阳病不解，转入少阳者，胁下鞕满，干呕不能食，往来寒热，尚未吐下，脉沉紧者，与小柴胡汤。[方一]

柴胡八两　人参三两　黄芩三两　甘草三两，炙　半夏半升，洗　生姜三两，切　大枣十二枚，擘

上七味，以水一斗二升，煮取六升，去滓，再煎取三升。温服一升。日三服。

二六七　若已吐、下、发汗、温针，谵语，柴胡汤证罢，此为坏病。知犯何逆，以法治之。

二六八　三阳合病，脉浮大，上关上①，但欲眠睡，目合则汗。

二六九　伤寒六七日，无大热，其人躁烦者，此为阳去入阴②故也。

二七〇　伤寒三日，三阳为尽，三阴当受邪。其人反能

---

①　上关上：指脉长直有力，从关部上至寸部。

②　阳去入阴：即去表入里之意。

食而不呕，此为三阴不受邪也。

二七一　伤寒三日，少阳脉小者，欲已也。

二七二　少阳病欲解时，从寅至辰上①。

① 从寅至辰上：系指寅、卯、辰三个时辰。即从3时至9时。

卷 第 六

辨太阴病脉证并治第十 合三法
方三首

太阴病，脉浮，可发汗，宜桂枝汤。[第一] 五味。前有太阴病三证。

自利不渴者，属太阴，以其藏寒①故也，宜服四逆辈②。[第二] 下有利自止一证。

本太阳病，反下之，因腹满痛，属太阴，桂枝加芍药汤主之；大实痛者，桂枝加大黄汤主之。[第三] 桂枝加芍药汤，五味。加大黄汤，六味。减大黄、芍药法附。

二七三　太阴之为病，腹满而吐，食不下，自利益甚，时腹自痛，若下之，必胸下结鞕③。

二七四　太阴中风，四肢烦疼，阳微阴涩而长者，为欲愈。

二七五　太阴病，欲解时，从亥至丑上④。

二七六　太阴病，脉浮者，可发汗，宜桂枝汤。[方一]

桂枝三两，去皮　芍药三两　甘草二两，炙　生姜三两，切

95

卷第六

----

①　藏有寒："藏"同"脏"。指脾脏虚寒。

②　四逆辈：四逆汤一类方剂。

③　胸下结鞕：胸下即胃脘部，指胃脘部痞结胀硬。

④　从亥至丑上：系指亥、子、丑三个时辰。即从 21 时至次时之前。

大枣十二枚,擘

上五味,以水七升,煮取三升,去滓。温服一升。须
臾,啜热稀粥一升,以助药力,温覆取汗。

二七七　自利,不渴者,属太阴,以其藏有寒故也。当
温之,宜服四逆辈。[方二]

二七八　伤寒,脉浮而缓,手足自温者,系在太阴①。
太阴当发身黄,若小便自利者,不能发黄。至七八日,虽暴
烦下利,日十余行,必自止,以脾家实②,腐秽③当去故也。

二七九　本太阳病,医反下之,因尔腹满时痛者,属太
阴也,桂枝加芍药汤主之。大实痛者,桂枝加大黄汤主之。
[方三]

桂枝加芍药汤方

桂枝三两,去皮　芍药六两　甘草二两,炙　大枣十二枚,
擘　生姜三两,切

上五味,以水七升,煮取三升,去滓。温分三服。本
云:桂枝汤,今加芍药。

桂枝加大黄汤方

桂枝三两,去皮　大黄二两　芍药六两　生姜三两,切　甘
草二两,炙　大枣十二枚,擘

上六味,以水七升,煮取三升,去滓。温服一升,日
三服。

二八〇　太阴为病,脉弱,其人续自便利,设当行④大
黄、芍药者,宜减之,以其人胃气弱,易动故也。下利者,先

①　系在太阴:系,联系之意,即病属太阴。
②　脾家实:指脾阳来复,非指邪实。
③　腐秽:指肠中腐败秽浊之物。
④　当行:应当使用。

煎芍药二沸。

辨少阴病脉证并治第十一 合二十三法
方二十九首

少阴病，始得之，发热脉沉者，麻黄细辛附子汤主之。
［第一］三味，前有少阴病二十证。

少阴病，二三日，麻黄附子甘草汤微发汗。　［第二］
三味。

少阴病，二三日以上，心烦，不得卧，黄连阿胶汤主
之。［第三］五味。

少阴病，一二日，口中和，其背恶寒，附子汤主之。
［第四］五味。

少阴病，身体痛，手足寒，骨节痛，脉沉者，附子汤主
之。［第五］用前第四方。

少阴病，下利便脓血者，桃花汤主之。［第六］三味。

少阴病，二三日至四五日，腹痛，小便不利，便脓血
者，桃花汤主之。［第七］用前第六方，下有少阴病一证。

少阴病，吐利，手足逆冷，烦躁欲死者，吴茱萸汤主
之。［第八］四味。

少阴病，下利咽痛，胸满心烦者，猪肤汤主之。［第九］
三味。

少阴病，二三日，咽痛，与甘草汤。不差，与桔梗汤。
［第十］甘草汤一味，桔梗汤二味。

少阴病，咽中生疮，不能语言，声不出者，苦酒汤主
之。［第十一］三味。

少阴病，咽痛，半夏散及汤主之。［第十二］三味。

少阴病，下利，白通汤主之。［第十三］三味。

少阴病，下利脉微，与白通汤。利不止，厥逆无脉，干呕者，白通加猪胆汁汤主之。［第十四］白通汤用前第十三方，如猪胆汁汤，五味。

少阴病，至四五日，腹痛，小便不利，四肢沉重疼痛，自下利，真武汤主之。［第十五］五味，加减法附。

少阴病，下利清谷，里寒外热，手足厥逆，脉微欲绝，恶寒，或利止脉不出，通脉四逆汤主之。［第十六］三味，加减法附。

少阴病，四逆，或咳，或悸，四逆散主之。［第十七］四味，加减法附。

少阴病，下利六七日，咳而呕渴，烦不得眠，猪苓汤主之。［第十八］五味。

少阴病，二三日，口燥咽干者，宜大承气汤。［第十九］四味。

少阴病，自利清水，心下痛，口干者，宜大承气汤。［第二十］用前第十九方。

少阴病，六七日，腹满不大便，宜大承气汤。［第二十一］用前第十九方。

少阴病，脉沉者，急温之，宜四逆汤。［第二十二］三味。

少阴病，食入则吐，心中温温①欲吐，手足寒，脉弦迟，当温之，宜四逆汤。［第二十三］用前第二十二方，下有少阴病一证。

二八一　少阴之为病，脉微细，但欲寐也。

———————

①　温温：温，通"愠"。银雀山汉墓竹简《孙子兵法·火攻》："主不可以怒兴军，将不可以温战。"温温，即愠愠。郁闷，忧郁不舒貌。《素问·玉机真藏论》："太过则令人逆气而背病，愠愠然。"张隐庵集注："愠愠，忧郁不舒之貌。"

二八二　少阴病，欲吐不吐①，心烦，但欲寐。五六日自利而渴者，属少阴也。虚故引水自救。若小便色白②者，少阴病形悉具。小便白者，以下焦虚有寒，不能制水，故令色白也。

二八三　病人脉阴阳俱紧，反汗出者，亡阳也，此属少阴，法当咽痛而复吐利。

二八四　少阴病，咳而下利，谵语者，被火气劫③故也。小便必难，以强责④少阴汗也。

二八五　少阴病，脉细沉数，病为在里，不可发汗。

二八六　少阴病，脉微，不可发汗，亡阳故也。阳已虚，尺脉弱涩者，复不可下之。

二八七　少阴病，脉紧，至七八日，自下利，脉暴微，手足反温，脉紧反去者，为欲解也。虽烦，下利，必自愈。

二八八　少阴病，下利。若利自止，恶寒而蜷卧⑤，手足温者，可治。

二八九　少阴病，恶寒而蜷，时自烦，欲去衣被者，可治。

二九〇　少阴中风，脉阳微阴浮者，为欲愈。

二九一　少阴病，欲解时，从子至寅上⑥。

二九二　少阴病，吐利，手足不逆冷，反发热者，不

卷第六

① 欲吐不吐：指想吐而无物吐出。
② 小便色白：指小便清而不黄。
③ 被火气劫：劫，强取之意。此指为火法迫汗所伤。
④ 强责：过分强求之意。
⑤ 蜷卧：指四肢蜷曲而卧。
⑥ 从子至寅上：系指子、丑、寅三个时辰。即从23时至次日5时之前。

死。脉不至者至一作：足，灸少阴①七壮②。

二九三　少阴病，八九日，一身手足尽热者，以热在膀胱，必便血也。

二九四　少阴病，但厥，无汗，而强发之，必动其血。未知从何道出，或从口鼻，或从目出者，是名下厥上竭，为难治。

二九五　少阴病，恶寒，身踡而利，手足逆冷者，不治。

二九六　少阴病，吐，利，躁烦，四逆者，死。

二九七　少阴病，下利止而头眩，时时自冒③者，死。

二九八　少阴病，四逆，恶寒而身踡，脉不至，不烦而躁者，死。一作：吐利而躁逆者死。

二九九　少阴病六七日，息高④者，死。

三〇〇　少阴病，脉微细沉，但欲卧，汗出不烦，自欲吐，至五六日，自利，复烦躁不得卧寐者，死。

三〇一　少阴病，始得之，反发热，脉沉者，麻黄细辛附子汤主之。〔方一〕

麻黄二两，去节　细辛二两　附子一枚，炮，去皮，破八片

上三味，以水一斗，先煮麻黄，减二升，去上沫，内诸药，煮取三升，去滓。温服一升，日三服。

三〇二　少阴病，得之二三日，麻黄附子甘草汤微发汗，以二三日无证⑤，故微发汗也。〔方二〕

---

①　灸少阴：即灸治少阴经之穴位。

②　七壮：每灸一艾炷为一壮。七壮，即灸七个艾炷。

③　冒：冒者，指以物蔽首之状。此指眼发昏黑，目无所见的昏晕而言。

④　息高：指呼吸表浅，气息浮游于上，是肾不纳气的表现。

⑤　无证：《金匮玉函经》作："无里证"，指无吐利等里虚寒证。

麻黄二两，去节　甘草二两，炙　附子一枚，炮，去皮，破八片

上三味，以水七升，先煮麻黄一二沸，去上沫，内诸药，煮取三升，去滓。温服一升，日三服。

三〇三　少阴病，得之二三日以上，心中烦，不得卧，黄连阿胶汤主之。[方三]

黄连四两　黄芩二两　芍药二两　鸡子黄二枚　阿胶三两，一云：三挺

上五味，以水六升，先煮三物，取二升，去滓，内胶烊尽，小冷，内鸡子黄，搅令相得。温服七合，日三服。

三〇四　少阴病，得之一二日，口中和①，其背恶寒者，当灸之，附子汤主之。[方四]

附子二枚，炮，去皮，破八片　茯苓三两　人参二两　白术四两　芍药三两

上五味，以水八升，煮取三升，去滓。温服一升，日三服。

三〇五　少阴病，身体痛，手足寒，骨节痛，脉沉者，附子汤主之。[方五]用前第四方。

三〇六　少阴病，下利，便脓血者，桃花汤主之。[方六]

赤石脂一斤，一半全用，一半筛末　干姜一两　粳米一升

上三味，以水七升，煮米令熟，去滓。温服七合，内赤石脂末方寸匕，日三服。若一服愈，余勿服。

三〇七　少阴病，二三日至四五日，腹痛，小便不利，下利不止，便脓血者，桃花汤主之。[方七]用前第六方。

三〇八　少阴病，下利，便脓血者，可刺。

---

①　口中和：指口中不苦、不燥、不渴。

三〇九　少阴病，吐利，手足逆冷，烦躁欲死者，吴茱萸汤主之。〔方八〕

吴茱萸一升　人参二两　生姜六两，切　大枣十二枚，擘

上四味，以水七升，煮取二升，去滓。温服七合，日三服。

三一〇　少阴病，下利，咽痛，胸满，心烦，猪肤汤主之。〔方九〕

猪肤一斤

上一味，以水一斗，煮取五升，去滓，加白蜜一升，白粉五合，熬香①，和令相得②。温分六服。

三一一　少阴病二三日，咽痛者，可与甘草汤。不差，与桔梗汤。〔方十〕

甘草汤方甘草二两

上一味，以水三升，煮取一升半，去滓。温服七合，日二服。

桔梗汤方

桔梗一两　甘草二两

上二味，以水三升，煮取一升，去滓。温分再服。

三一二　少阴病，咽中伤，生疮，不能语言，声不出者，苦酒汤主之。〔方十一〕

半夏洗，破如枣核，十四枚　鸡子一枚，去黄，内上苦酒③，着鸡子壳中

上二味，内半夏，著苦酒中，以鸡子壳置刀环④中，安火上，令三沸，去滓。少少含咽之，不差，更作三剂。

---

①　熬香：熬，通炒、焙，即炒出香味。
②　和令相得：即调和均匀。
③　苦酒：即米醋。
④　刀环：即刀柄端之圆环。

三一三　少阴病，咽中痛，半夏散及汤主之。[方十二]

半夏洗　桂枝去皮　甘草炙

上三味，等分，各别捣筛已，合治之。白饮和服方寸匕，日三服。若不能散服者，以水一升，煎七沸，内散二方寸匕，更煮三沸，下火，令小冷，少少咽之。半夏有毒，不当散服。

三一四　少阴病，下利，白通汤主之。[方十三]

葱白四茎　干姜一两　附子一枚，生，去皮，破八片

上三味，以水三升，煮取一升，去滓。分温再服。

三一五　少阴病，下利，脉微者，与白通汤。利不止，厥逆无脉，干呕，烦者，白通加猪胆汁汤主之。服汤，脉暴出者死，微续者生。白通加猪胆汁汤。[方十四]白通汤用上方。

葱白四茎　干姜一两　附子一枚，生，去皮，破八片　人尿五合　猪胆汁一合

上五味，以水三升，煮取一升，去滓，内胆汁、人尿，和令相得。分温再服。若无胆，亦可用。

三一六　少阴病，二三日不已，至四五日，腹痛，小便不利，四肢沉重疼痛，自下利者，此为有水气。其人或咳，或小便利，或下利，或呕者，真武汤主之。[方十五]

茯苓三两　芍药三两　白术二两　生姜三两，切　附子一枚，炮，去皮，破八片

上五味，以水八升，煮取三升，去滓。温服七合，日三服。若咳者，加五味子半升，细辛一两，干姜一两。若小便利者，去茯苓。若下利者，去芍药，加干姜二两。若呕者，去附子，加生姜，足前①为半斤。

---

①　足前：连上前边的。

三一七　少阴病，下利清谷，里寒外热，手足厥逆，脉微欲绝，身反不恶寒，其人面色赤。或腹痛，或干呕，或咽痛，或利止，脉不出者，通脉四逆汤主之。[方十六]

甘草二两，炙　附子大者一枚，生用，去皮，破八片　干姜三两，强人可四两

上三味，以水三升，煮取一升三合，去滓，分温再服，其脉即出者愈。面色赤者，加葱九茎①。腹中痛者，去葱，加芍药二两。呕者，加生姜二两。咽痛者，去芍药，加桔梗一两。利止脉不出者，去桔梗，加人参二两。病皆与方相应者，乃服之。

三一八　少阴病，四逆，其人或咳，或悸，或小便不利，或腹中痛，或泄利下重者，四逆散主之。[方十七]

甘草炙　枳实破，水渍，炙干　柴胡芍药

上四味，各十分，捣筛。白饮和服方寸匕，日三服。咳者，加五味子、干姜各五分，并主下利。悸者，加桂枝五分。小便不利者，加茯苓五分。腹中痛者，加附子一枚，炮令坼。泄利下重者，先以五升，煮薤白三升，煮取三升，去滓，以散三方寸匕，内汤中，煮取一升半。分温再服。

三一九　少阴病，下利六七日，咳而呕，渴，心烦不得眠者，猪苓汤主之。[方十八]

猪苓去皮　茯苓　阿胶　泽泻　滑石各一两

上五味，以水四升，先煮四物，取二升，去滓，内阿胶烊尽。温服七合，日三服。

三二〇　少阴病，得之二三日，口燥，咽干者，急下之，宜大承气汤。[方十九]

---

① 茎：梃。《说文》："梃，一枚也。"王筠句读："谓一枚，曰一梃也。"

枳实五枚，炙　厚朴半斤，去皮，炙　大黄四两，酒洗，　芒消三合

上四味，以水一斗，先煮二味，取五升，去滓，纳大黄，更煮取二升，去滓，内芒消，更上火，令一二沸。分温再服，一服得利，止后服。

三二一　少阴病，自利清水，色纯青，心下必痛，口干燥者，可下之，宜大承气汤。［方二十］用前第十九方，一法：用大柴胡。

三二二　少阴病，六七日，腹胀，不大便者，急下之，宜大承气汤。［方二十一］用第十九方。

三二三　少阴病，脉沉者，急温之，宜四逆汤。［方二十二］

甘草二两，炙　干姜一两半　附子一枚，生用，去皮，破八片

上三味，以水三升，煮取一升二合，去滓。分温再服。强人可大附子一枚，干姜三两。

三二四　少阴病，饮食入口则吐，心中温温①欲吐，复不能吐。始得之，手足寒，脉弦迟者，此胸中实，不可下也，当吐之。若膈上有寒饮，干呕者，不可吐也，当温之，宜四逆汤。［方二十三］方依上法。

三二五　少阴病，下利，脉微涩，呕而汗出，必数更衣。反少者②，当温其上，灸之。《脉经》云：灸厥阴可五十壮。

辨厥阴病脉证并治第十二 厥利呕哕附合一十九法　方一十六首

伤寒病，蛔厥，静而时烦，为脏寒。蛔上入膈，故烦。

---

① 温温：温同愠，音运，心中自觉蕴结不适。
② 数更衣，反少者：指大便次数多而量反少。

卷第六

得食而呕吐蛔者，乌梅丸主之。［第一］十味。前后有厥阴病四证，哕逆。一十九法。

伤寒，脉滑而厥，里有热，白虎汤主之。［第二］四味。

手足厥寒，脉细欲绝者，当归四逆汤主之。［第三］七味。

若内有寒者，宜当归四逆加吴茱萸生姜汤。［第四］九味。

大汗出，热不去，内拘急，四肢疼，下利厥逆，恶寒者，四逆汤主之。［第五］三味。

大汗，若大下利而厥冷者，四逆汤主之。［第六］用前第五方。

病人手足厥冷，脉乍紧，心下满而烦，宜瓜蒂散。［第七］三味。

伤寒厥而心下悸，宜先治水，当服茯苓甘草汤。［第八］四味。

伤寒六七日，大下后，寸脉沉迟，手足厥逆，麻黄升麻汤主之。［第九］十四味。下有欲自利一证。

伤寒本自寒下，医复吐下之，若食入口即吐，干姜黄芩黄连人参汤主之。［第十］四味。下有下利一十病证。

下利清谷，里寒外热，汗出而厥者，通脉四逆汤主之。［第十一］三味。

热利下重者，白头翁汤主之。［第十二］四味。

下利腹胀满，身疼痛者，先温里，乃攻表。温里宜四逆汤，攻表宜桂枝汤。［第十三］四逆汤用第五方。桂枝汤，五味。

下利欲饮水者，以有热也，白头翁汤主之。［第十四］用前第十二方。

下利谵语者，有燥屎也，宜小承气汤。［第十五］三味。

下利后更烦，按之心下濡者，虚烦也，宜栀子豉汤。［第十六］二味。

呕而脉弱，小便利，身有微热，见厥者难治，四逆汤主之。［第十七］用前第五方。前有呕脓血证。

干呕，吐涎沫，头痛者，吴茱萸汤主之。［第十八］四味。

呕而发热者，小柴胡汤主之。［第十九］七味，下有哕二证。

三二六　厥阴之为病，消渴，气上撞心①，心中疼热②，饥而不欲食，食则吐蛔，下之利不止。

三二七　厥阴中风，脉微浮，为欲愈；不浮，为未愈。

三二八　厥阴病欲解时，从丑到卯上③。

三二九　厥阴病，渴欲饮水者，少少与之，愈。

三三〇　诸四逆厥者，不可下之，虚家亦然④。

三三一　伤寒，先厥，后发热而利者，必自止。见厥复利。

三三二　伤寒，始发热六日，厥反九日而利。凡厥利者，当不能食，今以能食者，恐为除中⑤一云：消中，食以索饼⑥，不发热者，知胃气尚在，必愈。恐暴热来出而复去也。后日脉之⑦，其热续在者，期之旦日⑧夜半愈。所以然者，本发热六日，厥为九日，复发热三日，并前六日，亦为九日，与厥相应，故期之旦日夜半愈。后三日脉之，而脉

① 气上撞心：病人自觉有气体上冲心胸部位。
② 心中疼热：自觉胃脘部灼热疼痛。
③ 从丑至卯上：系指丑、寅、卯三个时辰。即1时至7时。
④ 亦然：也是这样。
⑤ 除中：证候名。中，胃气。除，消除。除中，指胃气消除，是胃气垂绝而反能食的一种反常现象。
⑥ 食以索饼：食，读作饲，喂食之意。索饼，面粉做成的条状食品。
⑦ 脉之：诊察的意思。
⑧ 旦日：即明日。

数，其热不罢者，此为热气有余，必发痈脓也。

三三三　伤寒，脉迟六七日，而反与黄芩汤彻其热①。脉迟为寒，今与黄芩汤。复除其热，腹中应冷，当不能食。今反能食，此名除中，必死。

三三四　伤寒，先厥后发热，下利必自止。而反汗出，咽中痛者，其喉为痹②。发热无汗，而利必自止。若不止，必便脓血。便脓血者，其喉不痹。

三三五　伤寒，一二日至四五日，厥者，必发热。前热者，后必厥，厥深者热亦深，厥微者热亦微。厥应下之，而反发汗者，必口伤烂赤③。

三三六　伤寒病，厥五日，热亦五日，设六日当复厥，不厥者自愈。厥终不过五日，以热五日，故知自愈。

三三七　凡厥者，阴阳气不相顺接，便为厥。厥者，手足逆冷者是也。

三三八　伤寒，脉微而厥，至七八日，肤冷，其人躁无暂安时者，此为藏厥④，非蛔厥⑤也。蛔厥者，其人当吐蛔。令病者静，而复时烦者，此为藏寒⑥。蛔上入其膈，故烦，须臾复止，得食而呕，又烦者，蛔闻食臭出，其人常自吐蛔。蛔厥者，乌梅丸主之。又主久利。[方一]

　　乌梅三百枚　细辛六两　干姜十两　黄连十六两　当归四两
附子六两，炮，去皮　蜀椒四两，出汗⑦　桂枝六两，去皮　人参六两　黄柏六两

---

① 彻其热：彻，除的意思，彻其热即除其热。
② 其喉为痹：咽喉红肿，闭塞不通。
③ 口伤烂赤：口舌生疮，红肿腐烂。
④ 藏厥：指肾脏真阳极虚而致的厥逆。
⑤ 蛔厥：因蛔虫窜扰而致的四肢厥冷证。
⑥ 脏寒：此处指脾脏虚寒，即肠中虚寒。
⑦ 出汗：将蜀椒炒至油质渗出。

上十味，异捣筛①，合治之。以苦酒渍乌梅一宿，去核，蒸之五斗米下，饭熟捣成泥，和药令相得，内臼中，与蜜，杵二千下，丸如梧桐子大。先食饮，服十丸，日三服，稍加至二十丸。禁生冷、滑物、臭食等。

三三九　伤寒，热少微厥②，指一作：稍头寒，嘿嘿不欲食，烦躁。数日，小便利，色白者，此热除也。欲得食，其病为愈。若厥而呕，胸胁烦满者，其后必便血。

三四〇　病者手足厥冷，言我不结胸，小腹满，按之痛者，此冷结在膀胱关元③也。

三四一　伤寒发热四日，厥反三日，复热四日，厥少热多者，其病当愈。四日至七日，热不除者，必便脓血。

三四二　伤寒厥四日，热反三日，复厥五日，其病为进。寒多热少，阳气退，故为进也。

三四三　伤寒六七日，脉微，手足厥冷，烦躁，灸厥阴。厥不还者，死。

三四四　伤寒发热，下利，厥逆，躁不得卧者，死。

三四五　伤寒发热，下利至甚，厥不止者，死。

三四六　伤寒六七日，不利，便发热而利，其人汗出不止者，死。有阴无阳故也。

三四七　伤寒五六日，不结胸，腹濡④，脉虚，复厥者，不可下，此亡血⑤，下之死。

三四八　发热而厥，七日，下利者，为难治。

---

①　异捣筛：将所列药物分别捣碎，筛出细末。
②　微厥：指厥冷的程度轻微。
③　膀胱关元：关元为任脉经穴，在脐下三寸。膀胱关元是指病的部位在脐下少腹。
④　腹濡：腹部按之柔软。
⑤　亡血：指伤血过多，营血亏虚。

三四九　伤寒脉促，手足厥逆，可灸之。促，一作：纵。

三五〇　伤寒脉滑而厥者，里有热，白虎汤主之。[方二]

知母六两　石膏一斤，碎，绵裹　甘草二两，炙　粳米六合

上四味，以水一斗，煮米熟，汤成，去滓。温服一升，日三服。

三五一　手足厥寒，脉细欲绝者，当归四逆汤主之。[方三]

当归三两　桂枝三两，去皮　芍药三两　细辛三两　甘草二两，炙　通草二两　大枣二十五枚，擘。一法：十二枚

上七味，以水八升，煮取三升，去滓。温服一升，日三服。

三五二　若其人内有久寒者，宜当归四逆加吴茱萸生姜汤。[方四]

当归三两　芍药三两　甘草二两，炙　通草二两　桂枝三两，去皮　细辛三两　生姜半斤，切　吴茱萸二升　大枣二十五枚，擘

上九味，以水六升，清酒六升和，煮取五升，去滓。温分五服。一方：水酒各四升。

三五三　大汗出，热不去，内拘急①，四肢疼，又下利，厥逆而恶寒者，四逆汤主之。[方五]

甘草二两，炙　干姜一两半　附子一枚，生用，去皮，破八片

上三味，以水三升，煮取一升二合，去滓。分温再服。若强人，可用大附子一枚，干姜三两。

三五四　大汗，若大下利，而厥冷者，四逆汤主之。[方六]用前第五方。

---

① 内拘急：腹中拘挛急迫。

三五五　病人手足厥冷，脉乍紧者，邪①结在胸中。心下满而烦，饥不能食者，病在胸中，当须吐之，宜瓜蒂散。〔方七〕

瓜蒂　赤小豆

上二味，各等分，异捣筛，合内臼中，更治之。别以香豉一合，用热汤七合，煮作稀糜，去滓，取汁，和散一钱匕。温顿服之。不吐者，少少加，得快吐乃止。诸亡血、虚家，不可与瓜蒂散。

三五六　伤寒，厥而心下悸，宜先治水，当服茯苓甘草汤，却治其厥。不尔②，水渍入胃③，必作利也。茯苓甘草汤。〔方八〕

茯苓二两　甘草一两，炙　生姜三两，切　桂枝二两，去皮

上四味，以水四升，煮取二升，去滓。分温三服。

三五七　伤寒六七日，大下后，寸脉沉而迟，手足厥逆，下部脉④不至，喉咽不利，唾脓血，泄利不止者，为难治，麻黄升麻汤主之。〔方九〕

麻黄二两半，去节　升麻一两一分　当归一两一分　知母十八铢　黄芩十八铢　萎蕤十八铢，一作菖蒲　芍药六铢　天门冬六铢，去心　桂枝六铢，去皮　茯苓六铢　甘草六铢，炙　石膏六铢，碎，绵裹　白术六铢　干姜六铢

上十四味，以水一斗，先煮麻黄一二沸，去上沫，内诸药，煮取三升，去滓。分温三服。相去如炊三斗米顷，令尽，汗出，愈。

---

①　邪：这里指停痰、食积等致病因素。
②　不尔：不这样，这里指不先治水。
③　水渍入胃：水饮之邪渗入肠中。
④　下部脉：有两种解释，一是指寸口中的尺脉。一是指三部九候中的足部趺阳脉与太溪脉。

三五八　伤寒四五日，腹中痛，若转气下趣①少腹者，此欲自利也。

三五九　伤寒本自寒下，医复吐下之，寒格②，更逆吐下，若食入口即吐，干姜黄芩黄连人参汤主之。［方十］

干姜　黄芩　黄连　人参各三两

上四味，以水六升，煮取二升，去滓。分温再服。

三六〇　下利，有微热而渴，脉弱者，今自愈。

三六一　下利，脉数，有微热汗出，今自愈。设复紧，为未解。一云：设脉浮复紧。

三六二　下利，手足厥冷，无脉者，灸之不温，若脉不还，反微喘者，死。少阴负趺阳③者，为顺也。

三六三　下利，寸脉反浮数，尺中自涩者，必清浓血④。

三六四　下利清谷，不可攻表，汗出必胀满。

三六五　下利，脉沉弦者，下重也。脉大者，为未止。脉微弱数者，为欲自止，虽发热，不死。

三六六　下利，脉沉而迟，其人面少赤，身有微热，下利清谷者，必郁冒⑤，汗出而解，病人必微厥。所以然者，其面戴阳⑥，下虚⑦故也。

三六七　下利，脉数而渴者，今自愈。设不差，必清脓血，以有热故也。

---

①　下趣：音区，作趋字解，下趣，向下进行之义。
②　寒格：下寒格热于上，形成上热下寒证。
③　少阴负趺阳：少阴指太溪脉，趺阳指冲阳脉。少阴负趺阳，即太溪小于冲阳脉。
④　清脓血：即大便兼夹脓血。
⑤　郁冒：头目昏眩。
⑥　其面戴阳：面部微赤，为虚阳郁遏之假热证。
⑦　下虚：下焦阳虚，阴寒过盛。

三六八　下利后脉绝，手足厥冷，晬时脉还，手足温者生，脉不还者死。

三六九　伤寒，下利日十余行，脉反实者，死。

三七〇　下利清谷，里寒外热，汗出而厥者，通脉四逆汤主之。[方十一]

甘草二两，炙　附子大者一枚，生，去皮，破八片　干姜三两，强人可四两

上三味，以水三升，煮取一升二合，去滓。分温再服，其脉即出者愈。

三七一　热利下重者，白头翁汤主之。[方十二]

白头翁二两　黄柏三两　黄连三两　秦皮三两

上四味，以水七升，煮取二升，去滓。温服一升，不愈，更服一升。

三七二　下利，腹胀满，身体疼痛者，先温其里，乃攻其表。温里宜四逆汤，攻表宜桂枝汤。[方十三]四逆汤用前第五方。

桂枝汤方

桂枝三两，去皮　芍药三两　甘草二两，炙　生姜三两，切　大枣十二枚，擘

上五味，以水七升，煮取三升，去滓。温服一升，须臾，啜热稀粥一升，以助药力。

三七三　下利，欲饮水者，以有热故也，白头翁汤主之。[方十四]用前第十二方

三七四　下利，谵语者，有燥屎也，宜小承气汤。[方十五]

大黄四两，酒洗　枳实三枚，炙　厚朴二两，去皮，炙

上三味，以水四升，煮取一升二合，去滓。分二服，初一服谵语止，若更衣者，停后服。不尔，尽服之。

三七五　下利后更烦，按之心下濡者，为虚烦也，宜栀子豉汤。［方十六］

肥栀子十四个，擘　香豉四合，绵裹

上二味，以水四升，先煮栀子，取二升半，内豉，更煮取一升半，去滓。分再服。一服得吐，止后服。

三七六　呕家有痈脓者，不可治呕，脓尽自愈。

三七七　呕而脉弱，小便复利，身有微热，见厥者，难治，四逆汤主之。［方十七］用前第五方。

三七八　干呕，吐涎沫，头痛者，吴茱萸汤主之。［方十八］

吴茱萸一升，汤洗七遍　人参三两　大枣十二枚，擘　生姜六两，切

上四味，以水七升，煮取二升，去滓。温服七合，日三服。

三七九　呕而发热者，小柴胡汤主之。［方十九］

柴胡八两　黄芩三两　人参三两　甘草三两，炙　生姜三两，切　半夏半升，洗　大枣十二枚，擘

上七味，以水一斗二升，煮取六升，去滓，更煎取三升。温服一升，日三服。

三八〇　伤寒，大吐、大下之，极虚，复极汗者，其人外气怫郁①，复与之水，以发其汗，因得哕。所以然者，胃中寒冷故也。

三八一　伤寒，哕而腹满，视其前后，知何部不利，利之即愈。

---

① 外气怫郁：外气指体表之气；怫郁，指体表呈现无汗而有郁热感。

伤寒论

114

卷 第 七

辨霍乱病脉证并治第十三 _{合六法}_{方六首}

恶寒脉微而利，利止者，亡血也，四逆加人参汤主之。
［第一］四味，前有吐利三证。

霍乱，头痛，发热，身疼，热多饮水者，五苓散主之。
寒多不用①水者，理中丸主之。［第二］五苓散，五味。理中丸，
四味。作加减法附。

吐利止，身痛不休，宜桂枝汤，小和之。［第三］五味。

吐利汗出，发热恶寒，四肢拘急，手足厥冷者，四逆汤
主之。［第四］三味。

吐利，小便利，大汗出，下利清谷，内寒外热，脉微欲
绝，四逆汤主之。［第五］用前第四方。

吐已下断，汗出而厥，四肢不解，脉微绝，通脉四逆加
猪胆汤主之。［第六］四味。下有不胜谷气一证。

三八二　问曰：病有霍乱者何？答曰：呕吐而利，此名
霍乱。

三八三　问曰：病发热，头痛，身疼，恶寒，吐利者，
此属何病？答曰：此名霍乱。霍乱自吐下，又利止，复更发

115

卷第七

---

① 用：喝。指吃、喝。《韩非子·外储说左下》："孔子御坐于鲁哀
公，哀公赐之桃与黍。哀公请用。仲尼先饭黍而后啖桃。"

热也。

三八四　伤寒，其脉微涩者，本是霍乱，今是伤寒，却四五日，至阴经上，转入阴必利，本呕下利者，不可治也。欲似大便，而反失气，仍不利者，此属阳明也，便必鞕，十三日愈，所以然，经尽故也。下利后，当便鞕，鞕则能食者愈。今反不能食，到后经中，颇①能食，复过一经能食，过之一日当愈。不愈者，不属阳明也。

三八五　恶寒，脉微一作：缓而复利，利止，亡血②也，四逆加人参汤主之。［方一］

甘草二两，炙　附子一枚，生，去皮，破八片　干姜一两半
人参一两

上四味，以水三升，煮取一升二合，去滓。分温再服。

三八六　霍乱，头痛，发热，身疼痛，热多欲饮水者，五苓散主之。寒多不用水者，理中丸主之。［方二］

五苓散方

猪苓去皮　白术　茯苓各十八铢　桂枝半两，去皮　泽泻一
两六铢

上五味，为散，更治之。白饮和，服方寸匕，日三服。多饮暖水，汗出愈。

理中丸方下有作汤加减法

人参　干姜　甘草炙　白术各三两

上四味，捣筛，蜜和为丸，如鸡子黄许大。以沸汤数合，和一丸，研碎，温服之，日三四，夜二服。腹中未热，益至三四丸，然不及汤。汤法：以四物依两数切，用水八

伤
寒
论

---

① 颇：此处释为"稍微"，不作"很"解。
② 亡血：此处作亡失津液解。

升，煮取三升，去滓。温服一升，日三服。若脐上筑①者，肾气动也，去术，加桂枝四两。吐多者，去术，加生姜三两。下多者，还用术。悸者，加茯苓二两。渴欲得水者，加术，足前成四两半。腹中痛者，加人参，足前成四两半。寒者，加干姜，足前成四两半。腹满者，去术，加附子一枚。服汤后，如食顷②，饮热粥一升许，微自温，勿发揭衣被。

三八七　吐利止，而身痛不休者，当消息③和解其外，宜桂枝汤，小和之。〔方三〕

桂枝三两，去皮　芍药三两　生姜三两　甘草二两，炙　大枣十二枚，擘

上五味，以水七升，煮取三升，去滓。温服一升。

三八八　吐利，汗出，发热，恶寒，四肢拘急④，手足厥冷者，四逆汤主之。〔方四〕

甘草二两，炙　干姜一两半　附子一枚，生，去皮，破八片

上三味，以水三升，煮以一升二合，去滓。分温再服。强人可大附子一枚、干姜三两。

三八九　既吐且利，小便复利，而大汗出，下利清谷，内寒外热，脉微欲绝者，四逆汤主之。〔方五〕用前第四方。

三九〇　吐已下，断汗⑤出而厥，四肢拘急不解，脉微欲绝者，通脉四逆加猪胆汤主之。〔方六〕

甘草二两，炙　干姜三两。强人可四两　附子大者一枚，生，去皮，破八片　猪胆汁半合

---

① 脐上筑：筑者捣也，形容脐上跳动不安如有物捶捣。
② 食顷：吃一顿饭的时间。
③ 消息：斟酌的意思。
④ 拘急：拘挛紧急，俗称抽筋。
⑤ 吐已下，断汗：指吐利后，有绝汗出。

上四味，以水三升，煮取一升二合，去滓，内猪胆汁。分温再服，其脉即来。无猪胆，以羊胆代之。

三九一　吐利，发汗，脉平①，小烦者，以新虚不胜谷气故也。

辨阴阳易差后劳复病脉证并治第十四 合六法方六首

伤寒阴易病，身重，少腹里急，热上冲胸，头重不欲举，眼中生花，烧裈散主之。〔第一〕一味。

大病差后，劳复者，枳实栀子汤主之。〔第二〕三味。下有宿食，加大黄法附。

伤寒差以后，更发热，小柴胡汤主之。〔第三〕七味。

大病差后，从腰以下有水气者，牡蛎泽泻散主之。〔第四〕七味。

大病差后，喜唾，久不了了，胸上有寒，当以丸药温之，宜理中丸。〔第五〕四味。

伤寒解后，虚羸少气，气逆欲吐，竹叶石膏汤主之。〔第六〕七味。下有病新差一证。

三九二　伤寒，阴易之为病，其人身体重，少气，少腹里急，或引阴中拘挛，热上冲胸，头重不欲举，眼中生花花一作：眵，膝胫拘急者，烧裈散主之。〔方一〕

妇人中裈，近隐处，取烧作灰，

上一味，水服方寸匕，日三服，小便即利，阴头微肿，此为愈矣。妇人病，取男子裈烧服。

---

① 脉平：脉见平和之象。

三九三　大病①差后，劳复②者，枳实栀子豉汤主之。〔方二〕

枳实三枚，炙　栀子十四个，擘　豉一升，绵裹

上三味，以清浆水③七升，空煮取四升，内枳实、栀子，煮取二升，下豉，更煮五六沸，去滓。温分再服，覆令微似汗。若有宿食者，内大黄如博棋子④五六枚，服之愈。

三九四　伤寒差以后，更发热，小柴胡汤主之。脉浮者，以汗解之；脉沉实一作：紧者，以下解之。〔方三〕

柴胡八两　人参二两　黄芩二两　甘草二两，炙　生姜二两半夏半升，洗　大枣十二枚，擘

上七味，以水一斗二升，煮取六升，去滓，再煎取三升。温服一升，日三服。

三九五　大病差后，从腰以下有水气者，牡蛎泽泻散主之。〔方四〕

牡蛎熬　泽泻　蜀漆暖水洗，去腥　葶苈子熬　商陆根熬海藻洗，去咸　栝楼根各等分

上七味，异捣，下筛为散，更于臼中治之。白饮和，服方寸匕，日三服。小便利，止后服。

三九六　大病差后，喜唾⑤，久不了了，胸上有寒，当以丸药温之，宜理中丸。〔方五〕

人参　白术　甘草炙　干姜各三两

上四味，捣筛，蜜和为丸，如鸡子黄许大，以沸汤数

---

①　大病：伤寒热病，统称大病。
②　劳复：大病初愈，因过劳而复发者，称劳复。
③　清浆水：即淘米泔水，久贮味酸者为佳。
④　博棋子：即围棋子。《千金方·服食门》云："博棋子长二寸，方一寸。"
⑤　喜唾：时时吐唾沫或痰涎。

合，和一丸。研碎，温服之，日三服。

三九七　伤寒解后，虚赢①少气，气逆欲吐，竹叶石膏汤主之。[方六]

竹叶二把　石膏一斤　半夏半升，洗　麦门冬一升，去心　人参二两　甘草二两，炙　粳米半升

上七味，以水一斗，煮取六升，去滓，内粳米，煮米熟，汤成，去米。温服一升，日三服。

三九八　病人脉已解②，而日暮微烦，以病新差，人强③与谷，脾胃气尚弱，不能消谷，故令微烦，损谷④则愈。

辨不可发汗病脉证并治第十五 ^{一法}方本阙

汗家不可发汗，发汗必恍惚心乱，小便已，阴疼，宜禹余粮丸。[第一] 方本阙，前后有十九病证。

夫以为疾病至急，仓卒寻按，要者难得，故重集诸可与不可方治，比之三阴三阳篇中，此易见也。又时有不止是三阳三阴，出在诸可与不可中也。

少阴病，脉细沉数，病为在里，不可发汗。

脉浮紧者，法当身疼痛，宜以汗解之。假令尺中迟者，不可发汗，何以知然？以荣气不足，血少故也。少阴病，脉微不可发汗，亡阳故也。

脉濡而弱，弱反在关，濡反在巅，微反在上，涩反在下。微则阳气不足，涩则无血，阳气反微，中风汗出，而反躁烦，涩则无血，厥而且寒。阳微发汗，躁不得眠。

---

①　虚赢：虚弱消瘦。
②　脉已解：指病脉已解，即脉搏平和之意。
③　强：劝勉。
④　损谷：减少饮食。

动气在右，不可发汗。发汗则衄而渴，心苦烦，饮即吐水。动气在左，不可发汗。发汗则头眩，汗不止，筋惕肉眴。动气在上，不可发汗。发汗则气上冲，正在心端。

动气在下，不可发汗。发汗则无汗，心中大烦，骨节苦疼，目运恶寒，食则反吐，谷不得前。咽中闭塞，不可发汗。发汗则吐血，气微绝，手足厥冷，欲得踡卧，不能自温。

诸脉得数动微弱者，不可发汗。发汗则大便难，腹中干，一云：小便难，胞中干。胃躁而烦，其形相象，根本异源。

脉濡而弱，弱反在关，濡反在巅，弦反在上，微反在下。弦为阳运，微为阴寒，上实下虚，意欲得温。微弦为虚，不可发汗，发汗则寒栗，不能自还。

咳者则剧，数吐涎沫，咽中必干，小便不利，心中饥烦，晬时而发，其形似疟，有寒无热，虚而寒栗，咳而发汗，踡而苦满，腹中复坚。厥，脉紧，不可发汗。发汗则声乱，咽嘶舌萎，声不得前。

诸逆发汗，病微者难差，剧者言乱，目眩者死，一云：谵言目眩，睛乱者死，命将难全。

太阳病，得之八九日，如疟状，发热恶寒，热多寒少，其人不呕，清便续自可，一日二三度发，脉微而恶寒者，此阴阳俱虚，不可更发汗也。太阳病，发热恶寒，热多寒少，脉微弱者，无阳也，不可发汗。咽喉干燥者，不可发汗。

亡血不可发汗，发汗则寒栗而振。

衄家不可发汗，汗出必额上陷，脉急紧，直视不能眴①，不得眠。汗家不可发汗，发汗必恍惚心乱，小便已，阴疼，宜禹余粮丸。［一］方本阙。

---

① 眴：眨眼；目转动。

淋家不可发汗，发汗必便血。

疮家虽身疼痛，不可发汗，汗出则痉。下利不可发汗，汗出必胀满。

咳而小便利，若失小便者，不可发汗，汗出则四肢厥逆冷。

伤寒一二日至四五日厥者，必发热，前厥者后必热，厥深者热亦深，厥微者热亦微。厥应下之，而反发汗者，必口伤烂赤。伤寒脉弦细，头痛发热者，属少阳，少阳不可发汗。

伤寒头痛，翕翕发热，形象中风，常微汗出，自呕者，下之益烦，心懊侬如饥。发汗则致痉，身强难以伸屈。熏之则发黄，不得小便，久则发咳唾。

太阳与少阳并病，头项强痛，或眩冒，时如结胸，心下痞鞕者，不可发汗。

太阳病发汗，因致痉。

少阴病，咳而下利，谵语者，此被火气劫故也。小便必难，以强责①少阴汗也。

少阴病，但厥无汗，而强发之②，必动其血，未知从何道出，或从口鼻，或从目出者，是名下厥上竭③，为难治。

辨可发汗病脉证并治第十六 合四十一法
方一十四首

太阳病，外证未解，脉浮弱，当以汗解，宜桂枝汤。

［第一］五味，前有四法。

---

① 责：逼。
② 强发之：指强行发汗。
③ 下厥上竭：下厥，指阳亡于下；上竭，指阴竭于上。

脉浮而数者，可发汗，属桂枝汤证。[第二]用前第一方。一法：用麻黄汤。

阳明病，脉迟，汗出多，微恶寒，表未解也，属桂枝汤证。[第三]用前第一方。下有可汗二证。

病人烦热，汗出解，又如疟状，脉浮虚者，当发汗，属桂枝汤证。[第四]用前第一方。

病常自汗出，此荣卫不和也，发汗则愈，属桂枝汤证。[第五]用前第一方。

病人脏无他病，时发热汗出，此卫气不和也，先其时发汗则愈，属桂枝汤证。[第六]用前第一方。

脉浮紧，浮为风，紧为寒，风伤卫，寒伤荣，荣卫俱病，骨节烦疼，可发汗，宜麻黄汤。[第七]四味。

太阳病不解，热结膀胱，其人如狂，血自下愈，外未解者，属桂枝汤证。[第八]用前第一方。

太阳病，下之微喘者，表未解，宜桂枝加厚朴杏子汤。[第九]七味。

伤寒脉浮紧，不发汗，因衄者，属麻黄汤证。[第十]用前第七方。

阳明病，脉浮无汗而喘者，发汗愈，属麻黄汤证。[第十一]用前第七方。

太阴病，脉浮者，可发汗，属桂枝汤证。[第十二]用前第一方。

太阳病，脉浮紧，无汗，发热身疼痛，八九日表证在，当发汗，属麻黄汤证。[第十三]用前第七方。

脉浮者，病在表，可发汗，属麻黄汤证。[第十四]用前第七方。一法：用桂枝汤。

伤寒不大便六七日，头痛有热者，与承气汤。其小便清者，知不在里，续在表，属桂枝汤证。[第十五]用前第一方。

下利腹胀满，身疼痛者，先温里，乃攻表。温里宜四逆汤，攻表宜桂枝汤。[第十六] 四逆汤三味。桂枝汤用前第一方。

下利后，身疼痛，清便自调者，急当救表，宜桂枝汤。[第十七] 用前第一方。

太阳病，头痛发热，汗出恶风寒者，属桂枝汤证。[第十八] 用前第一方。

太阳中风①，阳浮阴弱，发热汗出，恶寒恶风，鼻鸣干呕者，属桂枝汤证。[第十九] 用前第一方。

太阳病，发热汗出，此为荣弱卫强，属桂枝汤证。[第二十] 用前第一方。

太阳病下之，气上冲者，属桂枝汤证。[第二十一] 用前第一方。

太阳病，服桂枝汤反烦者，先刺风池、风府，却与桂枝汤愈。[第二十二] 用前第一方。

烧针被寒，针处核起者，必发奔豚气，与桂枝加桂汤。[第二十三] 五味。

太阳病，项背强几几，汗出恶风者，宜桂枝加葛根汤。[第二十四] 七味。注见第二卷中。

太阳病，项背强几几，无汗恶风者，属葛根汤证。[第二十五] 用前方。

太阳阳明合病，自利，属葛根汤证。[第二十六] 用前方。一云：用后第二十八方。

太阳阳明合病，不利，但呕者，属葛根加半夏汤。[第二十七] 八味。

太阳病，桂枝证，反下之，利遂不止，脉促者，表未解

① 中风：中，伤。中风，即伤风。中原地区方言称感冒为中风。《伤寒论》中的太阳中风、阳明中风是疾病不同时期的分类。

也，喘而汗出，属葛根黄芩黄连汤。[第二十八]四味。

太阳病，头痛发热，身疼，恶风无汗，属麻黄汤证。[第二十九]用前第七方。

太阳阳明合病，喘而胸满者，不可下，属麻黄汤证。[第三十]用前第七方。

太阳中风，脉浮紧，发热恶寒，身疼不汗而烦躁者，大青龙汤主之。[第三十一]七味。下有一病证。

阳明中风，脉弦浮大，短气腹满，胁下及心痛，鼻干，不得汗，嗜卧，身黄，小便难，潮热，外不解，过十日，脉浮者，与小柴胡汤。脉但浮，无余证者，与麻黄汤。[第三十二]小柴胡汤七味。麻黄汤用前第七方。

太阳病，十日以去，脉浮细嗜卧者，外解也；设胸满胁痛者，与小柴胡汤；脉但浮，与麻黄汤。[第三十三]并用前方。

伤寒脉浮缓，身不疼但重，乍有轻时，无少阴证，可与大青龙汤发之。[第三十四]用前第三十一方。

伤寒表不解，心下有水气，干呕发热而咳，或渴，或利，或噎，或小便不利，或喘，小青龙汤主之。[第三十五]八味。加减法附。

伤寒心下有水气，咳而微喘，发热不渴，属小青龙汤证。[第三十六]用前方。

伤寒五六日中风，往来寒热，胸胁苦满，不欲饮食，心烦喜呕者，属小柴胡汤证。[第三十七]用前第三十二方。

伤寒四五日，身热恶风，颈项强，胁下满，手足温而渴，属小柴胡汤证。[第三十八]用前第三十二方。

伤寒六七日，发热微恶寒，支节烦疼，微呕，心下支结，外证未去者，柴胡桂枝汤主之。[第三九]九味。

少阴病，得之二三日，麻黄附子甘草汤，微发汗。[第四十〕三味。

脉浮，小便不利，微热消渴者，与五苓散。〔第四十一〕
五味。

大法，春夏宜发汗。

凡发汗，欲令手足俱周，时出似漐漐然，一时间许①，
益佳。不可令如水流离②。若病不解，当重发汗。汗多者必
亡阳，阳虚不得重发汗也。凡服汤发汗，中病便止，不必尽
剂也。

凡云：可发汗，无汤者，丸散亦可用。要以汗出为解，
然不如汤，随证良验。

太阳病，外证未解，脉浮弱者，当以汗解，宜桂枝汤。
〔方一〕

桂枝三两，去皮　芍药三两　甘草二两，炙　生姜三两，切
大枣十二枚，擘

上五味，以水七升，煮取三升，去滓，温服一升。啜
粥，将息如初法。

脉浮而数者，可发汗，属桂枝汤证。〔方二〕用前第一方，
一法：用麻黄汤。

阳明病，脉迟，汗出多，微恶寒者，表未解也，可发
汗，属桂枝汤证。〔方三〕用前第一方。

夫病脉浮大，问病者，言但便鞕耳。设利者，为大逆。
鞕为实，汗出而解。何以故？脉浮当以汗解。

伤寒，其脉不弦紧而弱，弱者必渴，被火必谵语，弱者
发热脉浮，解之，当汗出愈。病人烦热，汗出即解，又如疟

伤寒论

126

---

①　一时间许：大约 2 小时。
②　流离：离，通"漓"。清·章学诚《文史通义·答客问下》："所
征故实，多非本文，而好易字句，漓其本质，以致学者窨习原书，怠窥
新录。"流离，此指汗液如水连绵不断外流。

状，日晡所发热者，属阳明也。脉浮虚者，当发汗，属桂枝汤证。〔方四〕用前第一方。

病常自汗出者，此为荣气和，荣气和者，外不谐，以卫气不共荣气谐和故尔。以荣行脉中，卫行脉外，复发其汗，荣卫和则愈，属桂枝汤证。〔方五〕用前第一方。

病人藏无他病，时发热自汗出，而不愈者，此卫气不和也。先其时发汗则愈，属桂枝汤证。〔方六〕用前第一方。

脉浮而紧，浮则为风，紧则为寒，风则伤卫，寒则伤荣，荣卫俱病，骨节烦疼，可发其汗，宜麻黄汤。〔方七〕。

麻黄三两，去节　桂枝二两　甘草一两，炙　杏仁七十个，去皮尖

上四味，以水八升，先煮麻黄，减二升，去上沫，内诸药，煮取二升半，去滓。温服八合。温复取微似汗，不须啜粥，余如桂枝将息。

太阳病不解，热结膀胱，其人如狂，血自下，下者愈。其外未解者，尚未可攻，当先解其外，属桂枝汤证。〔方八〕用前第一方。

太阳病，下之微喘者，表未解也，宜桂枝加厚朴杏子汤。〔方九〕

桂枝三两，去皮　芍药三两　生姜三两，切　甘草二两，炙厚朴二两，炙，去皮　杏仁五十个，去皮尖　大枣十二枚，擘

上七味，以水七升，煮取三升，去滓。温服一升。

伤寒脉浮紧，不发汗，因致衄者，属麻黄汤证。〔方十〕用前第七方。

阳明病，脉浮无汗而喘者，发汗则愈，属麻黄汤证。〔方十一〕用前第七方。

太阴病，脉浮者，可发汗，属桂枝汤证。〔方十二〕用前第一方。

太阳病，脉浮紧，无汗发热，身疼痛，八九日不解，表证仍在，当复发汗。服汤已微除，其人发烦目瞑，剧者必衄，衄乃解。所以然者，阳气重故也。属麻黄汤证。〔方十三〕用前第七方。

脉浮者，病在表，可发汗，属麻黄汤证。〔方十四〕用前第七方。一法：用桂枝汤。

伤寒不大便六七日，头痛有热者，与承气汤。其小便清者一云：大便青，知不在里，续在表也，当须发汗。若头痛者，必衄，属桂枝汤证。〔方十五〕用前第一方。

下利腹胀满，身体疼痛者，先温其里，乃攻其表，温里宜四逆汤，攻表宜桂枝汤。〔十六〕用前第一方。

四逆汤方

甘草二两，炙　干姜一两半　附子一枚，生，去皮，破①八片

上三味，以水三升，煮取一升二合，去滓。分温再服。强人可大附子一枚，干姜三两。

下利后，身疼痛，清便自调者，急当救表，宜桂枝汤发汗。〔方十七〕用前第一方。

太阳病，头痛发热，汗出恶风寒者，属桂枝汤证。〔方十八〕用前第一方。

太阳中风，阳浮而阴弱，阳浮者，热自发；阴弱者，汗自出；啬啬恶寒，淅淅恶风，翕翕发热，鼻鸣干呕者，属桂枝汤证。〔方十九〕用前第一方。

太阳病，发热汗出者，此为荣弱卫强，故使汗出，欲救②邪风③，属桂枝汤证。〔方二十〕用前第一方。

太阳病，下之后，其气上冲者，属桂枝汤证。〔方二十

---

① 破：劈。
② 救：解除之意。
③ 邪风：此处指风邪

一]用前第一方。

太阳病，初服桂枝汤，反烦不解者，先刺风池、风府，却与桂枝汤则愈。［方二十二］用前第一方。

烧针令其汗，针处被寒，核起而赤者，必发奔豚。气从少腹上撞心者，灸其核上各一壮，与桂枝加桂汤。［方二十三］

桂枝五两，去皮　甘草二两，炙　大枣十二枚，擘　芍药三两　生姜三两，切

上五味，以水七升，煮取三升，去滓。温服一升。本云：桂枝汤，今加桂满五两。所以加桂者，以能泄奔豚气也。

太阳病，项背强几几，反汗出恶风者，宜桂枝加葛根汤。［方二十四］

葛根四两　麻黄三两，去节　甘草二两，炙　芍药三两　桂枝二两　生姜三两　大枣十二枚，擘

上七味，以水一斗，煮麻黄、葛根，减二升，去上沫，内诸药，煮取三升，去滓。温服一升。复取微似汗，不须啜粥助药力，余将息依桂枝法。注见第二卷中。

太阳病，项背强几几，无汗恶风者，属葛根汤证。［方二十五］用前第二十四方。

太阳与阳明合病，必自下利，不呕者，属葛根汤证。［方二十六］用前方。一云：用后第二十八方。

太阳与阳明合病，不下利，但呕者，宜葛根加半夏汤。［方二十七］。

葛根四两　半夏半升，洗　大枣十二枚，擘　桂枝去皮，二两　芍药二两　甘草二两，炙　麻黄三两，去节　生姜三两

上八味，以水一斗，先煮葛根、麻黄，减二升，去上沫，内诸药，煮取三升，去滓。温服一升，复取微似汗。

太阳病，桂枝证，医反下之，利遂不止，脉促者，表未解也，喘而汗出者，宜葛根黄芩黄连汤。［方二十八］促作纵。

葛根八两　黄连三两　黄芩三两　甘草二两，炙

上四味，以水八升，先煮葛根，减二升，内诸药，煮取二升，去滓。分温再服。

太阳病，头痛发热，身疼腰痛，骨节疼痛，恶风无汗而喘者，属麻黄汤证。［方二十九］用前第七方。

太阳与阳明合病，喘而胸满者，不可下，属麻黄汤证。［方三十］用前第七方。

太阳中风，脉浮紧，发热恶寒，身疼痛，不汗出而烦躁者，大青龙汤主之。若脉微弱，汗出恶风者，不可服之。服之则厥逆，筋惕肉瞤，此为逆也。大青龙汤方。［方三十一］。

麻黄六两，去节　桂枝二两，去皮　杏仁四十枚，去皮尖　甘草二两，炙　石膏如鸡子大，碎　生姜三两，切　大枣十二枚，擘

上七味，以水九升，先煮麻黄，减二升，去上沫，内诸药，煮取三升。温服一升。复取微似汗，汗出多者，温粉粉之。一服汗者，勿更服。若复服，汗出多者，亡阳遂—作逆。虚，恶风烦躁，不得眠也。

阳明中风，脉弦浮大而短气，腹都满，胁下及心痛，久按之气不通，鼻干不得汗，嗜卧，一身及目悉黄，小便难，有潮热，时时哕，耳前后肿，刺之小差，外不解，过十日，脉续浮者，与小柴胡汤。脉但浮，无余证者，与麻黄汤。用前第七方。不溺，腹满加哕者，不治。［方三十二］

小柴胡汤方

柴胡八两　黄芩三两　人参三两　甘草三两，炙　生姜三两，切　半夏半升，洗　大枣十二枚，擘

上七味，以水一斗二升，煮取六升，去滓，再煎取三升。温服一升，日三服。

太阳病，十日以去，脉浮而细，嗜卧者，外已解也。设胸满胁痛者，与小柴胡汤；脉但浮者，与麻黄汤。[方三十三] 并用前方。

伤寒脉浮缓，身不疼，但重，乍有轻时，无少阴证者，可与大青龙汤发之。[方三十四] 用前第三十一方。

伤寒表不解，心下有水气，干呕，发热而咳，或渴，或利，或噎，或小便不利、少腹满，或喘者，宜小青龙汤。[方三十五]

麻黄二两，去节　芍药二两　桂枝二两，去皮　甘草二两，炙　细辛二两　五味子半升　半夏半升，洗　干姜三两

上八味，以水一斗，先煮麻黄，减二升，去上沫，内诸药，煮取三升，去滓。温服一升。若渴，去半夏，加栝楼根三两。若微利，去麻黄，加荛花如一鸡子，熬令赤色。若噎，去麻黄，加附子一枚，炮。若小便不利，少腹满，去麻黄，加茯苓四两。若喘，去麻黄，加杏仁半升，去皮尖。且荛花不治利，麻黄主喘，今此语反之。疑非仲景意。注见第三卷中。

伤寒心下有水气，咳而微喘，发热不渴，服汤已渴者，此寒去欲解也，属小青龙汤证。[方三十六] 用前方。

中风往来寒热，伤寒五六日以后，胸胁苦满，嘿嘿不欲饮食，烦心喜呕，或胸中烦而不呕，或渴，或腹中痛，或胁下痞鞕，或心下悸、小便不利，或不渴、身有微热，或咳者，属小柴胡证。[方三十七] 用前第三十二方。

伤寒四五日，身热恶风，颈项强，胁下满，手足温而渴者，属小柴胡汤证。[方三十八] 用前第三十二方。

伤寒六七日，发热微恶寒，支节烦痛，微呕，心下支

结，外证未去者，柴胡桂枝汤主之。［方三十九］

柴胡四两　黄芩一两半　人参一两半　桂枝一两半，去皮
生姜一两半，切　半夏二合半，洗　芍药一两半　大枣六枚，擘
甘草一两，炙

上九味，以水六升，煮取三升，去滓。温服一升，日三
服。本云：人参汤，作如桂枝法，加半夏、柴胡、黄芩，如
柴胡法，今著人参，作半剂。

少阴病，得之二三日，麻黄附子甘草汤微发汗，以二三
日无证，故微发汗也。［方四十］

麻黄二两，去根节　甘草二两，炙　附子一枚，炮，去皮，
破①八片

上三味，以水七升，先煮麻黄一二沸，去上沫，内诸
药，煮取二升半，去滓。温服八合，日三服。

脉浮，小便不利，微热消渴者，与五苓散，利小便发
汗。［方四十一］

猪苓十八铢，去皮　茯苓十八铢　白术十八铢　泽泻一两六
铢　桂枝半两，去皮

上五味，捣为散，以白饮和，服方寸匕，日三服。多饮
暖水，汗出愈。

---

① 破：劈。

卷 第 八

辨发汗后病脉证并治第十七 <small>合二十五法
方三十四首</small>

太阳病，发汗后，遂漏不止，恶风，小便难，四肢急，难以屈伸者，属桂枝加附子汤。［第一］六味。前有八病证。

太阳病，服桂枝汤，烦不解，先刺风池、风府，却与桂枝汤。［第二］五味。

服桂枝汤，汗出，脉洪大者，与桂枝汤。若形似疟，一日再发者，属桂枝二麻黄一汤。［第三］七味。

服桂枝汤，汗出后，烦渴不解，脉洪大者，属白虎加人参汤。［第四］五味。

伤寒，脉浮，自汗出，小便数，心烦，恶寒，脚挛急，与桂枝攻表，得之便厥，咽干，烦燥吐逆，作甘草干姜汤；厥愈，更作芍药甘草汤，其脚即伸。若胃气不和，与调胃承气汤。若重发汗，加烧针者，与四逆汤。［第五］甘草干姜汤，芍药甘草汤，并二味。调胃承气汤，四逆汤，并三味。

太阳病，脉浮紧，无汗发热，身疼，八九日不解，服汤已，发烦必衄，宜麻黄汤。［第六］四味。

伤寒发汗已解，半日复烦，脉浮数者，属桂枝汤证。［第七］用前第二方。

发汗后，身疼，脉沉迟者，属桂枝加芍药生姜各一两人参三两新加汤。［第八］六味。

发汗后，不可行桂枝汤，汗出而喘，无大热者，可与麻黄杏子甘草石膏汤。[第九] 四味。

发汗过多，其人又手自冒心，心下悸，欲得按者，属桂枝甘草汤。[第十] 二味。

发汗后，脐下悸，欲作奔豚，属茯苓桂枝甘草大枣汤。[第十一] 四味。甘烂水法附。

发汗后，腹胀满者，属厚朴生姜半夏甘草人参汤。[第十二] 五味。

发汗病不解，反恶寒者，虚也，属芍药甘草附子汤。[第十三] 三味。

发汗后，不恶寒，但热者，实也，当和胃气，属调胃承气汤证。[第十四] 用前第五方。

太阳病，发汗后，大汗出，胃中干，烦躁，不得眠。若脉浮，小便不利，渴者，属五苓散。[第十五] 五味。

发汗已，脉浮数，烦渴者，属五苓散证。[第十六] 用前第十五方。

伤寒，汗出而渴者，宜五苓散；不渴者，属茯苓甘草汤。[第十七] 四味。

太阳病，发汗不解，发热，心悸，头眩，身𥆧动，欲擗一作：僻地者，属真武汤。[第十八] 五味。

伤寒，汗出解之后，胃中不和，心下痞，干噫，腹中雷鸣下利者，属生姜泻心汤。[第十九] 八味。

伤寒汗出不解，心中痞，呕吐下利者，属大柴胡汤。[第二十] 八味。

阳明病自汗，若发其汗，小便自利，虽鞕不可攻，须自欲大便，宜蜜煎，若土瓜根、猪胆汁为导。[第二十一] 蜜煎一味，猪胆方二味。

太阳病三日，发汗不解，蒸蒸发热者，属调胃承气汤证。[第二十二]用前第五方。

大汗出，热不去，内拘急，四肢疼，又下利厥逆恶寒者，属四逆汤证。[第二十三]用前第五方。

发汗后不解，腹满痛者，急下之，宜大承气汤。[第二十四]四味。

发汗多，亡阳谵语者，不可下，与柴胡桂枝汤和其荣卫，后自愈。[第二十五]九味。

二阳并病，太阳初得病时，发其汗，汗先出不彻，因转属阳明，续自微汗出，不恶寒。若太阳病证不罢者，不可下，下之为逆，如此可小发汗。设面色缘缘正赤者，阳气怫郁在表，当解之熏之。若发汗不彻，不足言，阳气怫郁不得越，当汗不汗，其人烦躁，不知痛处，乍在腹中，乍在四肢，按之不可得，其人短气，但坐以汗出不彻故也，更发汗则愈。何以知汗出不彻，以脉涩故知也。

未持脉时，病人叉手自冒心，师因教试令咳，而不即咳者，此必两耳聋无闻也。所以然者，以重发汗，虚故如此。发汗后，饮水多必喘，以水灌之亦喘。

发汗后，水药不得入口为逆。若更发汗，必吐下不止。

阳明病，本自汗出，医更重发汗，病已差，尚微烦不了了者，必大便鞕故也。以亡津液，胃中干燥，故令大便鞕。当问小便日几行，若本小便日三四行，今日再行，故知大便不久出。今为小便数少，以津液当还入胃中，故知不久必大便也。

发汗多，若重发汗者，亡其阳，谵语。脉短者死，脉自和者不死。伤寒发汗已，身目为黄，所以然者，以寒湿一作：温在里不解故也。以为不可下也，于寒湿中求之。

病人有寒，复发汗，胃中冷，必吐蛔。

太阳病，发汗，遂漏不止，其人恶风，小便难，四肢微
急，难以屈伸者，属桂枝加附子汤。[方一]

桂枝三两，去皮　芍药三两　甘草二两，炙　生姜三两，切
大枣十二枚，擘　附子一枚，炮

上六味，以水七升，煮取三升，去滓。温服一升。本
云：桂枝汤，今加附子。

太阳病，初服桂枝汤，反烦不解者，先刺风池、风府，
却与桂枝汤则愈。[方二]

桂枝三两，去皮　芍药三两　生姜三两，切　甘草二两，炙
大枣十二枚，擘

上五味，以水七升，煮取三升，去滓。温服一升。须臾
啜热稀粥一升，以助药力。

服桂枝汤，大汗出，脉洪大者，与桂枝汤，如前法。若
形似疟，一日再发者，汗出必解，属桂枝二麻黄一汤。[方
三]

桂枝一两十七铢　芍药一两六铢　麻黄一十六铢，去节　生
姜一两六铢　杏仁十六个，去皮尖　甘草一两二铢，炙　大枣五
枚，擘

上七味，以水五升，先煮麻黄一二沸，去上沫，内诸
药，煮取二升，去滓。温服一升，日再服。本云：桂枝汤二
分，麻黄汤一分，合为二升，分再服，今合为一方。

服桂枝汤，大汗出后，大烦渴不解，脉洪大者，属白虎
加人参汤。[方四]

知母六两　石膏一斤，碎，绵裹　甘草二两，炙　粳米六合
人参二两

上五味，以水一斗，煮米熟汤成，去滓。温服一升，日
三服。

伤寒脉浮，自汗出，小便数，心烦，微恶寒，脚挛急。

反与桂枝欲攻其表，此误也。得之便厥，咽中干，烦躁吐逆者，作甘草干姜汤与之，以复其阳。若厥愈足温者，更作芍药甘草汤与之，其脚即伸。若胃气不和，谵语者，少与调胃承气汤。若重发汗，复加烧针者，与四逆汤。［方五］

甘草干姜汤方

甘草四两，炙　干姜二两

上二味，以水三升，煮取一升五合，去滓。分温再服。

芍药甘草汤方

白芍药四两　甘草四两，炙

上二味，以水三升，煮取一升五合，去滓。分温再服。

调胃承气汤方

大黄四两，去皮，清酒洗　甘草二两，炙　芒消半升

上三味，以水三升，煮取一升，去滓，内芒消，更上微火，煮令沸。少少温服之。

四逆汤方

甘草二两，炙　干姜一两半　附子一枚，生用，去皮，破八片

上三味，以水三升，煮取一升二合，去滓。分温再服。强人可大附子一枚，干姜三两。

太阳病，脉浮紧，无汗发热，身疼痛，八九日不解，表证仍在，此当复发汗。服汤已微除，其人发烦目瞑，剧者必衄，衄乃解。所以然者，阳气重故也，宜麻黄汤。［方六］

麻黄三两，去节　桂枝二两，去皮　甘草一两，炙　杏仁七十个，去皮尖

上四味，以水九升，先煮麻黄，减二升，去上沫，内诸药，煮取二升半，去滓。温服八合，复取微似汗，不须啜粥。

伤寒发汗已解，半日许复烦，脉浮数者，可更发汗，属桂枝汤证。［方七］用前第二方。

发汗后身疼痛，脉沉迟者，属桂枝加芍药生姜各一两人参三两新加汤。[八方]

桂枝_{三两，去皮} 芍药_{四两} 生姜_{四两} 甘草_{二两，炙} 人参_{三两} 大枣_{十二枚，擘}

上六味，以水一斗二升，煮取三升，去滓。温服一升。本云：桂枝汤今加芍药生姜人参。

发汗后，不可更行桂枝汤，汗出而喘，无大热者，可与麻黄杏子甘草石膏汤。[方九]

麻黄_{四两，去节} 杏仁_{五十个，去皮尖} 甘草_{二两，炙} 石膏_{半斤，碎}

上四味，以水七升，先煮麻黄，减二升，去上沫，内诸药，煮取二升，去滓。温服一升。本云：黄耳杯。

发汗过多，其人叉手自冒心，心下悸，欲得按者，属桂枝甘草汤。[方十]

桂枝_{二两，去皮} 甘草_{二两，炙}

上二味，以水三升，煮取一升，去滓。顿服。

发汗后，其人脐下悸者，欲作奔豚，属茯苓桂枝甘草大枣汤。[方十一]

茯苓_{半斤} 桂枝_{四两，去皮} 甘草_{二两，炙} 大枣_{十五枚，擘}

上四味，以甘澜水一斗，先煮茯苓，减二升，内诸药，煮取三升，去滓。温服一升，日三服。

作甘澜水法：取水二斗，置大盆内，以杓扬之，水上有珠子五六千颗相逐，取用之。

发汗后，腹胀满者，属厚朴生姜半夏甘草人参汤。[方十二]

厚朴_{半斤，炙} 生姜_{半斤} 半夏_{半升，洗} 甘草_{二两，炙} 人参_{一两}

上五味，以水一斗，煮取三升，去滓。温服一升，日三服。发汗病不解，反恶寒者，虚故也，属芍药甘草附子汤。
［方十三］。

芍药三两　甘草三两　附子一枚，炮，去皮，破六片

上三味，以水三升，煮取一升二合，去滓。分温三服。
疑非仲景方。

发汗后，恶寒者，虚故也；不恶寒，但热者，实也，当
和胃气，属调胃承气汤证。［方十四］用前第五方，一法：用小
承气汤。

太阳病，发汗后，大汗出，胃中干①，烦躁不得眠，欲
得饮水者，少少与饮之②，令胃气和则愈。若脉浮，小便不
利，微热消渴③者，属五苓散。［方十五］

139猪苓十八铢，去皮猪苓十八铢，去皮　泽泻一两六铢　白术十八铢　茯苓十八
铢　桂枝半两，去皮

上五味，捣为散，以白饮④和服方寸匕⑤，日三服，多
饮暖水，汗出愈。

发汗已，脉浮数，烦渴者，属五苓散证。［方十六］用前
第十方方。

伤寒，汗出而渴者，宜五苓散；不渴者，属茯苓甘草
汤。［方十七］

茯苓二两　桂枝二两　甘草一两，炙　生姜一两

上四味，以水四升，煮取二升，去滓。分温再服

太阳病发汗，汗出不解，其人仍发热，心下悸，头眩，
身𥆧动，振振欲擗一作：僻地者，属真武汤。［方十八］

---

①　胃中干：指津液耗伤，胃中阴液不足。
②　少少与饮之：多次少量给予饮用。
③　消渴：指口渴而饮水不止的一种症状。非消渴病。
④　白饮：又作白米饮，指米汤。
⑤　方寸匕：古代量取药末的器具，形如刀匕，大小为一寸正方故
名。据考秦汉一寸约今之二点三厘米。

茯苓三两　芍药三两　生姜三两，切　附子一枚，炮，去皮，破八片　白术二两

上五味，以水八升，煮以三升，去滓。温服七合，日三服。伤寒，汗出解之后，胃中不和，心下痞鞕，干噫食臭，胁下有水气，腹中雷鸣下利者，属生姜泻心汤。［方十九］

生姜四两　甘草三两，炙　人参三两　干姜一两　黄芩三两　半夏半升，洗　黄连一两　大枣十二枚，擘

上八味，以水一斗，煮取六升，去滓，再煎取三升。温服一升，日三服。生姜泻心汤，本云：理中人参黄芩汤去桂枝、术，加黄连，并泻肝法。

伤寒发热，汗出不解，心中痞鞕，呕吐而下利者，属大柴胡汤。［方二十］

柴胡半斤　枳实四枚，炙　生姜五两　黄芩三两　芍药三两　半夏半升，洗　大枣十二枚，擘

上七味，以水一斗二升，煮取六升，去滓，再煎取三升。温服一升，日三服。一方加大黄二两，若不加，恐不名大柴胡汤。

阳明病，自汗出，若发汗，小便自利者，此为津液内竭，虽鞕不可攻之。须自欲大便，宜蜜煎导而通之。若土瓜根及大猪胆汁，皆可为导。［方二十一］

蜜煎方

食蜜七合

上一味，于铜器内，微火煎，当须凝如饴状，搅之勿令焦著，欲可丸，并手捻作挺，令头锐，大如指许，长二寸。当热时急作，冷则鞕。以内谷道中，以手急抱，欲大便时，乃去之。疑非仲景意，已试甚良。

又大猪胆一枚，泻汁，和少许法醋，以灌谷道内，如一食顷，当大便出宿食、恶物，甚效。

太阳病三日，发汗不解，蒸蒸发热者，属胃也，属调胃承气汤证。[方二十二]用前第五方。

大汗出，热不去，内拘急，四肢疼，又下利厥逆而恶寒者，属四逆汤证。[方二十三]用前第五方。

发汗后不解，腹满痛者，急下之，宜大承气汤。[方二十四]

大黄四两，酒洗　厚朴半斤，炙　枳实五枚，炙　芒消三合

上四味，以水一斗，先煮二物，取五升，内大黄，更煮取二升，去滓，内芒消，更一二沸，分再服。得利者，止后服。发汗多，亡阳谵语者，不可下，与柴胡桂枝汤，和其荣卫，以通津液，后自愈。[方二十五]

柴胡四两　桂枝一两半，去皮　黄芩一两半　芍药一两半生姜一两半　大枣六个，擘　人参一两半　半夏二合半，洗　甘草一两，炙

上九味，以水六升，煮取三升，去滓。温服一升，日三服。

辨不可吐第十八 合四证

太阳病，当恶寒发热，今自汗出，反不恶寒发热，关上脉细数者，以医吐之过①也。若得病一二日吐之者，腹中饥，口不能食；三四日吐之者，不喜糜粥，欲食冷食，朝食暮吐。以医吐之所致也，此为小逆②。

太阳病，吐之，但太阳病当恶寒，今反不恶寒，不欲近衣者，此为吐之内烦也。

---

① 过：过错，即误治之错。
② 小逆：指误治后，尚未造成很严重的变证。

少阴病，饮食入口则吐，心中温温欲吐，复不能吐，始得之，手足寒，脉弦迟者，此胸中实，不可下也。若膈上有寒饮，干呕者，不可吐也，当温之。

诸四逆厥者，不可吐也，虚家亦然。

辨可吐第十九 _{合二法
五证}

大法，春宜吐。

凡用吐，汤中病便止，不必尽剂也。

病如桂枝证，头不痛，项不强，寸脉微浮，胸中痞鞕，气上撞咽喉不得息者，此为有寒，当吐之。一云：此以内有久痰，宜吐之。

病胸上诸实一作：寒，胸中郁郁而痛，不能食，欲使人按之，而反有涎唾，下利日十余行，其脉反迟，寸口脉微滑，此可吐之。吐之，利则止。少阴病，饮食入口则吐，心中温温欲吐复不能吐者，宜吐之。宿食在上管者，当吐之。

病手足逆冷，脉乍结，以客气在胸中。心下满而烦，欲食不能食者，病在胸中，当吐之。

卷 第 九

辨不可下病脉证并治第二十 合四法方六首

阳明病，潮热，大便微鞕，与大承气汤。若不大便六七日，恐有燥屎，与小承气汤和之。[第一] 大承气四味，小承气三味。前有四十病证。

伤寒，中风，反下之，心下痞，医复下之，痞益甚，属甘草泻心汤。[第二] 六味。

下利脉大者，虚也，以强下之也。设脉浮革，肠鸣者，属当归四逆汤。[第三] 七味，下有阳明病二证。

阳明病，汗自出，若发汗，小便利，津液内竭，虽鞕，不可攻，须自大便，宜蜜煎，若土瓜根、猪胆汁导之。[第四] 蜜煎一味，猪胆汁二味。

脉濡而弱，弱反在关，濡反在巅，微反在上，涩反在下。微则阳气不足，涩则无血，阳气反微，中风汗出，而反躁烦。涩则无血，厥而且寒。阳微则不可下，下之则心下痞鞕。

动气在右，不可下。下之则津液内竭，咽燥，鼻干，头眩，心悸也。

动气在左，不可下。下之则腹内拘急，食不下，动气更剧，虽有身热，卧则欲踡。

动气在上，不可下。下之则掌握热烦，身上浮冷，热汗自泄，欲得水自灌。

动气在下，不可下。下之则腹胀满，卒起头眩，食则下清谷，心下痞也。

咽中闭塞，不可下。下之则上轻下重，水浆不下，卧则欲蜷，身急痛，下利日数十行。

诸外实者，不可下。下之则发微热，亡脉厥者，当齐握热。诸虚者，不可下。下之则大渴，求水者易愈，恶水者剧。

脉濡而弱，弱反在关，濡反在巅，弦反在上，微反在下。弦为阳运，微为阴寒，上实下虚，意欲得温。微弦为虚，虚者不可下也。微则为咳，咳则吐涎，下之则咳止，而利因不休，利不休，则胸中如虫啮，粥入则出，小便不利，两胁拘急，喘息为难，颈背相引，臂则不仁，极寒反汗出，身冷若冰，眼睛不慧，语言不休，而谷气多入，此为除中亦云：消中，口虽欲言，舌不得前。

脉濡而弱，弱反在关，濡反在巅，浮反在上，数反在下。浮为阳虚，数为无血。浮为虚，数生热，浮为虚，自汗出而恶寒。数为痛，振而寒栗。微弱在关，胸下为急，喘汗而不得呼吸，呼吸之中，痛在于胁，振寒相搏，形如疟状。医反下之，故令脉数发热，狂走见鬼，心下为痞，小便淋漓，少腹甚鞕，小便则尿血也。

脉濡而紧，濡则卫气微，紧则荣中寒，阳微卫中风，发热而恶寒，荣紧胃气冷，微呕心内烦。医谓有大热，解肌而发汗，亡阳虚烦躁，心下苦痞坚，表里俱虚竭，卒起而头眩，客热在皮肤，怅怏①不得眠。不知胃气冷，紧寒在关元，

---

① 怅怏：惆怅不乐；此指烦闷。《北史·崔勔传》："季景于世隆求右丞，夺勔所兼，世隆启用季景，勔遂怅怏自失。"

技巧无所施，汲水灌其身。客热应时罢，栗栗而振寒，重被而复之，汗出而冒巅，体惕而又振，小便为微难。寒气因水发，清谷不容间，呕变反肠出，颠倒不得安，手足为微逆，身冷而内烦，迟欲从后救，安可复追还。

脉浮而大，浮为气实，大为血虚。血虚为无阴，孤阳独下阴部者，小便当赤而难，胞中当虚，今反小便利，而大汗出，法应卫家当微，今反更实，津液四射，荣竭血尽，干烦而不眠，血薄肉消，而成暴一云：黑液。医复以毒药攻其胃，此为重虚，客阳去有期，必下如污泥而死。

脉浮而紧，浮则为风，紧则为寒，风则伤卫，寒则伤荣，荣卫俱病，骨节烦疼，当发其汗，而不可下也。趺阳脉迟而缓，胃气如经也。趺阳脉浮而数，浮则伤胃，数则动脾，此非本病，医特下之所为也。荣卫内陷，其数先微，脉反但浮，其人必大便鞭，气噫而除。何以言之，本以数脉动脾，其数先微，故知脾气不治，大便鞭，气噫而除。今脉反浮，其数改微，邪气独留，心中则饥，邪热不杀谷，潮热发渴，数脉当迟缓，脉因前后变数加法，病者则饥。数脉不时，则生恶疮也。

脉数者，久数不止。止则邪结，正气不能复，正气却结于藏，故邪气浮之，与皮毛相得。脉数者不可下，下之必烦，利不止。

少阴病，脉微，不可发汗，亡阳故也。阳已虚，尺中弱涩者，复不可下之。脉浮大，应发汗，医反下之，此为大逆也。

脉浮而大，心下反鞭，有热属藏者，攻之，不令发汗。属府者，不令溲数，溲数则大便鞭，汗多则热愈，汗少则便难。脉迟尚未可攻。二阳并病，太阳初得病时，而发其汗，汗先出不彻，因转属阳明，续自微汗出，不恶寒。若太阳证不罢者，不可下，下之为逆。结胸证，脉浮大者，不可下，下之即死。太阳与阳明合病，喘而胸满者，不可下。

太阳与少阳合病者，心下鞕，颈项强而眩者，不可下。诸四逆厥者，不可下之，虚家亦然。病欲吐者，不可下。

太阳病，有外证未解，不可下，下之为逆。

病发于阳，而反下之，热入因作结胸；病发于阴，而反下之，因作痞。病脉浮而紧，而复下之，紧反入里，则作痞。夫病阳多者热，下之则鞕。本虚，攻其热必哕。

无阳阴强①，大便鞕者，下之必清谷腹满。

太阴之为病，腹满而吐，食不下，自利益甚，时腹自痛，下之必胸下结鞕。

厥阴之为病，消渴，气上撞心，心中疼热，饥而不欲食，食则吐蛔。下之利不止。

少阴病，饮食入口则吐，心中温温欲吐，复不能吐，始得之，手足寒，脉弦迟者，此胸中实，不可下也。

伤寒五六日，不结胸，腹濡，脉虚，复厥者，不可下。此亡血，下之死。

伤寒，发热头痛，微汗出，发汗则不识人；熏之则喘，不得小便，心腹满；下之则短气，小便难，头痛背强；加温针则衄。

伤寒，脉阴阳俱紧，恶寒发热，则脉欲厥。厥者，脉初来大，渐渐小，更来渐大，是其候也。如此者恶寒，甚者翕翕汗出，喉中痛，若热多者，目赤脉多，睛不慧。医复发之，咽中则伤。若复下之，则两目闭，寒多便清谷，热多便脓血。若熏之，则身发黄。若熨之，则咽燥。若小便利者，可救之。若小便难者，为危殆。

---

① 强：旺盛。

伤寒发热，口中勃勃①气出，头痛目黄，衄不可制，贪水者，必呕，恶水者厥。若下之，咽中生疮，假令手足温者，必下重便脓血。头痛目黄者，若下之，则目闭。贪水者，若下之，其脉必厥，其声嘤②，咽喉塞。若发汗，则战栗，阴阳俱虚。恶水者，若下之，则里冷不嗜食，大便完谷出。若发汗，则口中伤，舌上白胎，烦躁。脉数实，不大便六七日，后必便血。若发汗，则小便自利也。

得病二三日，脉弱，无太阳柴胡证，烦躁，心下痞。至四日，虽能食，以承气汤，少少与微和之，令小安，至六日与承气汤一升。若不大便六七日，少便少，虽不大便，但头鞭，后必溏，未定成鞭，攻之必溏。须小便利，屎定鞭，乃可攻之。

藏结无阳证，不往来寒热，其人反静，舌上胎滑者，不可攻也。伤寒呕多，虽有阳明证，不可攻之。

阳明病，潮热，大便微鞭者，可与大承气汤；不鞭者，不可与之。若不大便六七日，恐有燥屎，欲知之法，少与小承气汤，汤入腹中，转失气者，此有燥屎也，乃可攻之。若不转失气者，此但初头鞭后必溏，不可攻之，攻之必胀满不能食也，欲饮水者，与水则哕。其后发热者，大便必复鞭而少也，宜小承气汤和之。不转失气者，慎不可攻也。大承气汤。[方一]

大黄四两　厚朴八两，炙　枳实五枚，炙　芒消三合

上四味，以水一斗，先煮二味，取五升，下大黄，煮取二升，去滓，下芒消，再煮一二沸。分二服，利则止后服。小承气汤方

---

① 勃勃：兴盛；气体上升。
② 嘤：哽咽。

大黄四两，酒洗　厚朴二两，炙，去皮　枳实三枚，炙

上三味，以水四升，煮取一升二合，去滓。分温再服。

伤寒中风，医反下之，其人下利日数十行，谷不化，腹中雷鸣，心下痞鞕而满，干呕，心烦不得安。医见心下痞，谓病不尽，复下之，其痞益甚。此非结热，但以胃中虚，客气上逆，故使鞕也，属甘草泻心汤。[方二]

甘草四两，炙　黄芩三两　干姜三两　大枣十二枚，擘　半夏半升，洗　黄连一两

上六味，以水一斗，煮取六升，去滓，再煎，取三升。温服一升，日三服。有人参，见第四卷中。

下利脉大者，虚也，以强下之故也。设脉浮革，因尔肠鸣者，属当归四逆汤。[方三]

当归三两　桂枝三两，去皮　细辛三两　甘草二两，炙　通草二两　芍药三两　大枣二十五枚，擘

上七味，以水八升，煮取三升，去滓。温服一升，半日三服。

阳明病，身合色赤，不可攻之，必发热，色黄者，小便不利也。阳明病，心下鞕满者，不可攻之。攻之，利遂不止者，死，利止者愈。

阳明病，自汗出，若发汗，小便自利者，此为津液内竭，虽鞕不可攻之。须自欲大便，宜蜜煎导而通之，若土瓜根，及猪胆汁，皆可为导。[方四]

食蜜七合

上一味，于铜器内，微火煎，当须凝如饴状，搅之勿令焦著，欲可丸，并手捻作挺，令头锐，大如指，长二寸许。当热时急作，冷则鞕。以内谷道中，以手急抱，欲大便时，乃去之。疑非仲景意，已试甚良。又大猪胆一枚，泻汁，和少许法醋，以灌谷道内。如一食顷，当大便出宿食、恶物，

甚效。

辨可下病脉证并治第二十一 _{合四十四法}
方一十一首

阳明病，汗多者，急下之，宜大柴胡汤。［第一］加大黄，八味。一法：用小承气汤。前别有二法。

少阴病，得之二三日，口燥咽干者，急下之，宜大承气汤。［第二］四味。

少阴病，六七日腹满不大便者，急下之，宜大承气汤。［第三］用前第二方。

少阴病，下利清水，心下痛，口干者，可下之，宜大柴胡、大承气汤。［第四］大柴胡汤用前第一方，大承气汤用前第二方。

下利，三部脉平，心下鞭者，急下之，宜大承气汤。［第五］用前第二方。

下利，脉迟滑者，内实也。利未止，当下之，宜大承气汤。［第六］用前第二方。

阳明少阳合病，下利，脉不负者，顺也。脉滑数者，有宿食，当下之，宜大承气汤。［第七］用前第二方。

寸脉浮大反涩，尺中微而涩，故知有宿食。当下之，宜大承气汤。［第八］用前第二方。

下利，不欲食者，以有宿食，当下之，宜大承气汤。［第九］用前第二方。

下利差，至其年月日时复发者，以病不尽，当下之，宜大承气汤。［第十］用前第二方。

病腹中满痛，此为实，当下之，宜大承气、大柴胡汤。［第十一］大承气汤用前第二方。大柴胡用前第一方。

下利，脉反滑，当有所去，下乃愈，宜大承气汤。［第十二]用前第二方。

　　腹满不减，减不足言，当下之，宜大柴胡、大承气汤。
[第十三]大柴胡用前第一方。大承气用前第二方。

　　伤寒后，脉沉。沉者，内实也，下之解，宜大柴胡汤。
[第十四]用前第一方。

　　伤寒六七日，目中不了了，睛不和，无表里证。大便
难，身微热者，实也，急下之。宜大承气、大柴胡汤。[第
十五]大柴胡用前第一方，大承气用前第二方。

　　太阳病未解，脉阴阳俱停，先振栗汗出而解。阴脉微
者，下之解，宜大柴胡汤。[第十六]用前第一方。一法：用调
胃承气汤。

　　脉双弦而迟者，心下鞕，脉大而紧者，阳中有阴也，可
下之，宜大承气汤。[第十七]用前第二方。

　　结胸者，项亦强，如柔痓状，下之和。[第十八]结胸门
用大陷胸丸。

　　病人无表里证，发热七八日，虽脉浮数者，可下之，宜
大柴胡汤。[第十九]用前第一方。

　　太阳病，表证仍在，脉微而沉，不结胸，发狂，少腹
满，小便利，下血愈，宜下之，以抵当汤。[第二十]四味。

　　太阳病，身黄，脉沉结，少腹鞕，小便自利，其人如
狂，血证谛，属抵当汤证。[第二十一]用前第二十方。

　　伤寒有热，少腹满，应小便不利，今反利，为有血。当
下之，宜抵当丸。[第二十二]四味。

　　阳明病，但头汗出，小便不利，身必发黄。宜下之，茵
陈蒿汤。[第二十三]三味。

　　阳明证，其人喜忘，必有蓄血，大便色黑，宜抵当汤下
之。[第二十四]用前第二十方。

　　汗出谵语，以有燥屎，过经可下之，宜大柴胡、大承气

汤。[第二十五] _{大柴胡用前第一方。大承气用前第二方。}

病人烦热，汗出，如疟状，日晡发热，脉实者，可下之，宜大柴胡、大承气汤。[第二十六] _{大柴胡用前第一方。大承气用前第二方。}

阳明病，谵语，潮热，不能食，胃中有燥屎。若能食，便鞕耳。属大承气汤证。[第二十七] _{用前第二方。}

下利谵语者，有燥屎也，属小承气汤。[第二十八] _{三味。}

得病二三日，脉弱，无太阳柴胡证，烦躁，心下痞。小便利，屎定鞕，宜大承气汤。[第二十九] _{用前第二方，一云：大柴胡汤。}

太阳中风，下利呕逆，表解，乃可攻之，属十枣汤。[第三十] _{二味。}

太阳病不解，热结膀胱，其人如狂，宜桃核承气汤。[第三十一] _{五味。}

伤寒七八日，身黄如橘子色，小便不利，腹微满者，属茵陈蒿汤证。[第三十二] _{用前第二十三方。}

伤寒发热，汗出不解，心中痞鞕，呕吐下利者，属大柴胡汤证。[第三十三] _{用前第一方。}

伤寒十余日，热结在里，往来寒热者，属大柴胡汤证。[第三十四] _{用前第一方。}

但结胸，无大热，水结在胸胁也，头微汗出者，属大陷胸汤。[第三十五] _{三味。}

伤寒六七日，结胸热实，脉沉紧，心下痛者，属大陷胸汤证。[第三十六] _{用前第三十五方。}

阳明病，多汗，津液外出，胃中燥，大便必鞕，谵语，属小承气汤证。[第三十七] _{用前第二十八方。}

阳明病，不吐不下，心烦者，属调胃承气汤。[第三十八〕三味。

　　阳明病脉迟，虽汗出不恶寒，身必重，腹满而喘，有潮热，大便鞭，大承气汤主之。若汗出多，微发热恶寒，桂枝汤主之。热不潮，腹大满不通，与小承气汤。〔第三十九〕
大承气汤用前二方。小承气汤用前第二十八方。桂枝汤五味。

　　阳明病，潮热，大便微鞭，与大承气汤。若不大便六七日，恐有燥屎，与小承气汤。若不转气，不可攻之。后发热，大便复鞭者，宜以小承气和之。〔第四十〕并用前方。

　　阳明病，谵语，潮热，脉滑疾者，属小承气汤证。〔第四十一〕用前第二十八方。

　　二阳并病，太阳证罢，但发潮热，汗出，大便难，谵语者，下之愈，宜大承气汤。〔第四十二〕用前第二方。

　　病人小便不利，大便乍难乍易，微热喘冒者，属大承气汤证。〔第四十三〕用前第二方。

　　大下，六七日不大便，烦不解，腹满痛者，属大承气汤证。〔第四十四〕用前第二方。

　　大法，秋宜下。

　　凡可下者，用汤胜丸、散，中病便止，不必尽剂也。

　　阳明病，发热，汗多者，急下之，宜大柴胡汤。〔方一〕
一法：用小承气汤。

　　柴胡八两　枳实四枚，炙　生姜五两　黄芩三两　芍药三两
大枣十二枚，擘　半夏半升，洗

　　上七味，以水一斗二升，煮取六升，去滓，更煎取三升。温服一升，日三服。一方云：加大黄二两。若不加，恐不成大柴胡汤。

　　少阴病，得之二三日，口燥咽干者，急下之，宜大承气汤。〔方二〕

　　大黄四两，酒洗　厚朴半斤，炙，去皮　枳实五枚，炙　芒

消三两

上四味，以水一斗，先煮二物，取五升，内大黄，更煮取二升，去滓，内芒消，更上微火一二沸。分温再服。得下余勿服。

少阴病，六七日腹满不大便者，急下之，宜大承气汤。[方三] 用前第二方。

少阴病，下利清水，色纯青，心下必痛，口干燥者，可下之，宜大柴胡、大承气汤。[方四] 用前第二方。

下利，三部脉皆平，按之心下鞕者，急下之，宜大承气汤。[方五] 用前第二方。

下利，脉迟而滑者，内实也，利未欲止，当下之，宜大承气汤。[方六] 用前第二方。

阳明少阳合病，必下利，其脉不负者，为顺也。负者，失也①，互相克贼②，名为负也。脉滑而数者，有宿食，当下之，宜大承气汤。[方七] 用前第二方。

问曰：人病有宿食，何以别之？师曰：寸口脉浮而大，按之反涩，尺中亦微而涩，故知有宿食。当下之，宜大承气汤。[方八] 用前第二方。

下利，不欲食者，以有宿食故也，当下之，宜大承气汤。[方九] 用前第二方。

下利差，至其年月日时复发者，以病不尽故也，当下之，宜大承气汤。[方十] 用前第二方。

---

① 其脉不负者，为顺也，负者，失也：阳明病之脉当见滑数而大，少阳病之脉当见弦直，阳明属土，少阳属木。今阳明少阳合病而见下利，若纯见少阳弦脉，则木旺土虚，木来克土，病情为逆，即"负者，失也"。若纯见阳明滑数之脉，则土气旺，木不克土，病情为顺，即"其脉不负者，为顺也"。

② 克贼：戕害、伤害。

病腹中满痛者，此为实也，当下之，宜大承气、大柴胡汤。[方十一]用前第一，第二方。

下利，脉反滑，当有所去，下乃愈，宜大承气汤。[方十二]用前第二方。

腹满不减，减不足言，当下之，宜大柴胡、大承气汤。[方十三]用前第一、第二方。

伤寒后脉沉，沉者，内实也，下之解，宜大柴胡汤。[方十四]用前第一方。

伤寒六七日，目中不了了，睛不和，无表里证，大便难，身微热者，此为实也，急下之，宜大承气、大柴胡汤。[方十五]用前第一、第二方。

太阳病未解，脉阴阳俱停一作：微，必先振栗汗出而解，但阴脉微一作：尺脉实者，下之而解，宜大柴胡汤。[方十六]用前第一方。一法：用调胃承气汤。

脉双弦而迟者，必心下鞕。脉大而紧者，阳中有阴也，可下之，宜大承气汤。[方十七]用前第二方。

结胸者，项亦强，如柔痓状，下之则和。[方十八]结胸门用大陷胸丸。

病人无表里证，发热七八日，虽脉浮数者，可下之，宜大柴胡汤。[方十九]用前第一方。

太阳病，六七日表证仍在，脉微而沉，反不结胸，其人发狂者，以热在下焦，少腹当鞕满，而小便自利者，下血乃愈。所以然者，以太阳随经，瘀热在里故也，宜下之，以抵当汤。[方二十]。

水蛭三十枚，熬　桃仁二十枚，去皮尖　虻虫三十枚，去翅足，熬　大黄三两，去皮，破六片

上四味，以水五升，煮取三升，去滓。温服一升。不下者，更服。

太阳病，身黄，脉沉结，少腹鞕满，小便不利者，为无血也。小便自利，其人如狂者，血证谛，属抵当汤证。[方二十一]用前第二十方。

伤寒有热，少腹满，应小便不利，今反利者，为有血也。当下之，宜抵当丸。[方二十二]

大黄三两　桃仁二十五个，去皮尖　虻虫去翅足，熬　水蛭各二十个，熬

上四味，捣筛，为四丸，以水一升，煮一丸，取七合，服之。晬时当下血，若不下者，更服。

阳明病，发热汗出者，此为热越，不能发黄也。但头汗出，身无汗，剂颈而还，小便不利，渴引水浆者，以瘀热在里，身必发黄，宜下之，以茵陈蒿汤。[方二十三]

茵陈蒿六两　栀子十四个，擘　大黄二两，破

上三味，以水一斗二升，先煮茵陈，减六升，内二味，煮取三升，去滓。分温三服。小便当利，尿如皂荚汁状，色正赤，一宿腹减，黄从小便去也。

阳明证，其人喜忘者，必有蓄血。所以然者，本有久瘀血，故令喜忘。屎虽鞕，大便反易，其色必黑，宜抵当汤下之。[方二十四]用前第二十方。

汗一作：卧出谵语者，以有燥屎在胃中，此为风也。须下者，过经乃可下之。下之若早者，语言必乱，以表虚里实故也。下之愈，宜大柴胡、大承气汤。[方二十五]用前第一、第二方。

病人烦热，汗出则解，又如疟状，日晡所发热者，属阳明也。脉实者，可下之，宜大柴胡、大承气汤。[方二十六]用前第一、第二方。

阳明病，谵语有潮热，反不能食者，胃中有燥屎五六枚也。若能食者，但鞕耳，属大承气汤证。[方二十七]用前第

二方。

下利谵语者，有燥屎也，属小承气汤。［方二十八］

大黄四两　　厚朴二两，炙，去皮　　枳实三枚，炙

上三味，以水四升，煮取一升二合，去滓。分温再服。若更衣者，勿服之。

得病二三日，脉弱，无太阳柴胡证，烦躁，心下痞，至四五日，虽能食，以承气汤，少少与微和之，令小安，至六日，与承气汤一升。若不大便六七日，小便少者，虽不大便，但初头鞕，后必溏，此未定成鞕也，攻之必溏，须小便利，屎定鞕，乃可攻之，宜大承气汤。［方二十九］用前第二方。一云：大柴胡汤。

太阳病中风，下利呕逆，表解者，乃可攻之。其人漐漐汗出，发作有时，头痛，心下痞鞕满，引胁下痛，干呕则短气，汗出不恶寒者，此表解里未和也，属十枣汤。［方三十］

芫花熬赤　　甘遂　　大戟各等分。

上三味，各异捣筛，秤已，合治之。以水一升半，煮大肥枣十枚，取八合，去枣，内药末。强人服一钱匕，羸人半钱，温服之，平旦服。若下之，病不除者，明日更服，加半钱。得快下利后，糜粥自养。

太阳病不解，热结膀胱①，其人如狂②，血自下，下者愈。其外未解者，尚未可攻，当先解其外。外解已，但少腹急结③者，乃可攻之，宜桃核承气汤。［方三十一］

桃仁五十枚，去皮尖　　大黄四两　　甘草二两，炙　　芒消二两
桂枝二两，去皮

---

①　热结膀胱：此处膀胱代表下焦，包括膀胱、小肠、胞宫等。热结膀胱，为邪热与瘀血蓄于下焦。

②　如狂：指神志不正常，但较发狂为轻。

③　少腹急结：指下腹部拘急硬痛。

上五味，以水七升，煮四物，取二升半，去滓，内芒消，更上火煎微沸。先食温服五合，日三服，当微利。

伤寒七八日，身黄如橘子色，小便不利，腹微满者，属茵陈蒿汤证。[方三十二] 用前第二十三方。

伤寒发热，汗出不解，心中痞鞕，呕吐而下利者，属大柴胡汤证。[方三十三] 用前第一方。

伤寒十余日，热结在里，复往来寒热者，属大柴胡汤证。[方三十四] 用前第一方。

但结胸，无大热者，以水结在胸胁也，但头微汗出者，属大陷胸汤。[方三十五]

大黄六两　芒消一升　甘遂未一钱匕

上三味，以水六升，先煮大黄，取二升，去滓，内芒消，更煮一二沸，内甘遂未。温服一升。

伤寒六七日，结胸热实，脉沉而紧，心下痛，按之石鞕者，属大陷胸汤证。[方三十六] 用前第三十五方。

阳明病，其人多汗，以津液外出，胃中燥，大便必鞕，鞕则谵语，属小承气汤证。[方三十七] 用前第二十八方。

阳明病不吐不下，心烦者，属调胃承气汤。[方三十八]

大黄四两，酒洗　甘草二两，炙　芒消半升

上三味，以水三升，煮取一升，去滓，内芒消，更上火微煮令沸，温顿服之。

阳明病脉迟，虽汗出不恶寒者，其身必重，短气腹满而喘，有潮热者，此外欲解，可攻里也。手足濈然汗出者，此大便已鞕也，大承气汤主之。若汗出多，微发热恶寒者，外未解也，桂枝汤主之。其热不潮，未可与承气汤。若腹大满不通者，与小承气汤，微和胃气，勿令至大泄下。[方三十九] 大承气汤用前第二方。小承气用前第二十八方。

桂枝汤方

桂枝_{去皮}　芍药　生姜_{切，各三两}　甘草_{二两，炙}　大枣十二枚，擘

上五味，以水七升，煮取三升，去滓，温服一升。服汤后，饮热稀粥一升余，以助药力，取微似汗。

阳明病潮热，大便微鞕者，可与大承气汤；不鞕者，不可与之。若不大便六七日，恐有燥屎，欲知之法，少与小承气汤，汤入腹中，转失气者，此有燥屎也，乃可攻之。若不转失气者，此但初头鞕，后必溏，不可攻之，攻之必胀满不能食也，欲饮水者，与水则哕。其后发热者，大便必复鞕而少也，宜以小承气汤和之。不转失气者，慎不可攻也。［方四十］并用前方。

阳明病，谵语，发潮热，脉滑而疾者，小承气汤主之。因与承气汤一升，腹中转气者，更服一升；若不转气者，勿更与之。明日又不大便，脉反微涩者，里虚也，为难治，不可更与承气汤。［方四十一］用前第二十八方。

二阳并病，太阳证罢，但发潮热，手足漐漐汗出，大便难，而谵语者，下之则愈，宜大承气汤。［方四十二］用前第二方。

病人小便不利，大便乍难乍易，时有微热，喘冒①不能卧者，有燥屎也，属大承气汤证。［方四十三］用前第二方。

大下后，六七日不大便，烦不解，腹满痛者，此有燥屎也。所以然者，本有宿食故也，属大承气汤证。［方四十四］用前第二方。

---

① 冒：通"瞀"、"惛"、"闷"。烦闷；昏闷；昏厥。《说文解字通训定声》："冒，假借为瞀。"《集韵》："闷，《说文》：'瞀也，或作惛。'"《晏子春秋·内篇问上》："吴越受令，荆楚惛忧。"王念孙杂志："惛者，闷之借字。"

卷 第 十

辨发汗吐下后病脉证并治第二十二 <small>合四十八法
方三十九首</small>

太阳病，八九日，如疟状，热多寒少，不呕，清便，脉微而恶寒者，不可更发汗吐下也，以其不得小汗，身必痒，属桂枝麻黄各半汤。[第一]七味。前有二十二病证。

服桂枝汤，或下之，仍头项强痛，发热，无汗，心下满痛，小便不利，属桂枝去桂加茯苓白术汤。[第二]六味。

太阳病，发汗不解，而下之，脉浮者为在外，宜桂枝汤。[第三]五味。

下之后，复发汗，昼日烦躁，夜安静，不呕，不渴，无表证，脉沉微者，属干姜附子汤。[第四]二味。

伤寒若吐下后，心下逆满，气上冲胸，起则头眩，脉沉紧，发汗则身为振摇者，属茯苓桂枝白术甘草汤。[第五]四味。

发汗若下之，病不解，烦躁者，属茯苓四逆汤。[第六]五味。

发汗吐下后，虚烦不眠，若剧者，反覆颠倒，心中懊恼，属栀子豉汤。少气者，栀子甘草豉汤；呕者，栀子生姜豉汤。[第七]栀子豉汤二味。栀子甘草豉汤、栀子生姜豉汤，并三味。

发汗下之，而烦热胸中窒者，属栀子豉汤证。[第八]用上初方。

太阳病，过经十余日，心下欲吐，胸中痛，大便溏，腹满，微烦，先此时极吐下者，与调胃承气汤。［第九］三味。

太阳病，重发汗，复下之，不大便五六日，舌上燥而渴，日晡潮热，心腹鞕满痛，不可近者，属大陷胸汤。［第十］三味。

伤寒五六日，发汗复下之，胸胁满微结，小便不利，渴而不呕，头汗出，寒热，心烦者，属柴胡桂枝干姜汤。［第十一］七味。

伤寒发汗、吐下，解后，心下痞鞕，噫气不除者，属旋复代赭汤。［第十二］七味。

伤寒下之，复发汗，心下痞，恶寒，表未解也。表解乃可攻痞，解表宜桂枝汤；攻痞宜大黄黄连泻心汤。［第十三］桂枝汤用前第三方。大黄泻心汤二味。

伤寒吐下后，七八日不解，热结在里，表里俱热，恶风，大渴，舌上燥而烦，欲饮水数升者，属白虎加人参汤。［第十四］五味。

伤寒吐下后，不解，不大便至十余日，日晡发潮热，不恶寒，如见鬼状。剧者不识人，循衣摸床，惕而不安，微喘直视，发热谵语者，属大承气汤。［第十五］四味。

三阳合病，腹满身重，口不仁面垢，谵语遗尿。发汗则谵语，下之则额上汗，手足逆冷，自汗出者，属白虎汤。［第十六］四味。

阳明病，脉浮紧，咽躁口苦，腹满而喘，发热汗出，反恶热，身重。若发汗则谵语；加温针必怵惕，烦躁不眠；若下之，则心中懊侬，舌上苔者，属栀子豉汤证。［第十七］用前第七方。

阳明病，下之，心中懊侬而烦，胃中有燥屎，可攻，宜大承气汤。［第十八］用前第十五方。

太阳病，吐下发汗后，微烦，小便数，大便鞕者，与小承气汤和之。[第十九]三味。

大汗大下而厥者，属四逆汤。[第二十]三味。

太阳病，下之，气上冲者，与桂枝汤。[第二十一]用前第三方。

太阳病，下之后，脉促胸满者，属桂枝去芍药汤。[第二十二]四味。

若微寒者，属桂枝去芍药加附子汤。[第二十三]五味。

太阳桂枝证，反下之，利不止，脉促，喘而汗出者，属葛根黄芩黄连汤。[第二十四]四味。

太阳病，下之微喘者，表未解也，属桂枝加厚朴杏子汤。[第二十五]七味。

伤寒，不大便六七日，头痛有热者，与承气汤。小便清者一云：大便青，知不在里，当发汗，宜桂枝汤。[第二十六]用前第三方。

伤寒五六日，下之后，身热不去，心中结痛者，属栀子豉汤证。[第二十七]用前第七方。

伤寒下后，心烦腹满，卧起不安，属栀子厚朴汤。[第二十八]三味。

伤寒，以丸药下之，身热不去，微烦者，属栀子干姜汤。[第二十九]二味。

伤寒下之，续得下利不止，身疼痛，急当救里。后身疼痛，清便自调者，急当救表。救里宜四逆汤，救表宜桂枝汤。[第三十]并用前方。

太阳病，过经十余日，二三下之，柴胡证仍在，与小柴胡汤。呕止小安，郁郁微烦者，可与大柴胡汤。[第三十一]八味。

伤寒十三日不解，胸胁满而呕，日晡发潮热，微利。潮热者，实也。先服小柴胡汤以解外，后以柴胡加芒消汤主之。[第三十二] 八味。

伤寒十三日，过经谵语，有热也。若小便利，当大便鞕，而反利者，知以丸药下之也。脉和者，内实也，属调胃承气汤证。[第三十三] 用前第九方。

伤寒八九日，下之，胸满烦惊，小便不利，谵语，身重不可转侧者，属柴胡加龙骨牡蛎汤。[第三十四] 十二味。

火逆下之，因烧针烦躁者，属桂枝甘草龙骨牡蛎汤。[第三十五] 四味。

太阳病，脉浮而动数，头痛发热，盗汗，恶寒，反下之，膈内拒痛，短气躁烦，心中懊忱，心下因鞕，则为结胸，属大陷胸汤证。[第三十六] 用前第十方。

伤寒五六日，呕而发热者，小柴胡汤证具，以他药下之，柴胡证仍在者，复与柴胡汤，必蒸蒸而振，却①发热汗出而解。若心满而鞕痛者，此为结胸，大陷胸汤主之。但满而不痛者，为痞，属半夏泻心汤。[第三十七] 七味。

本以下之，故心下痞，其人渴而口燥烦，小便不利者，属五苓散。[第三十八] 五味。

伤寒中风，下之，其人下利日数十行，腹中雷鸣，心下痞鞕，干呕，心烦。复下之，其痞益甚，属甘草泻心汤。[第三十九] 六味。

伤寒服药，下利不止，心下痞鞕。复下之，利不止，与理中，利益甚，属赤石脂禹余粮汤。[第四十] 二味。

太阳病，外证未除，数下之，遂协热而利，利不止，心下痞鞕，表里不解，属桂枝人参汤。[第四十一] 五味。

下后，不可更行桂枝汤，汗出而喘，无大热者，属麻黄杏子甘草石膏汤。[第四十二] 四味。

---

① 却：后。

阳明病，下之，外有热，手足温，心中懊憹，饥不能食，但头汗出，属栀子豉汤证。[第四十三] 用前第七方。

伤寒吐后，腹胀满者，属调胃承气汤证。[第四十四] 用前第九方。

病人无表里证，发热七八日，脉虽浮数，可下之。假令已下，脉数不解，不大便者，有瘀血，属抵当汤。[第四十五] 四味。

本太阳病，反下之，腹满痛，属太阴也，属桂枝加芍药汤。[第四十六] 五味。

伤寒六七日，大下，寸脉沉而迟，手足厥，下部脉不至，喉咽不利，唾脓血者，属麻黄升麻汤。[第四十七] 十四味。

伤寒本自寒下，复吐下之，食入口即吐，属干姜黄芩黄连人参汤。[第四十八] 四味。

师曰：病人脉微而涩者，此为医所病也。大发其汗，又数大下之，其人亡血，病当恶寒，后乃发热，无休止时。夏月盛热，欲著复衣，冬月盛寒，欲裸其身。所以然者，阳微则恶寒，阴弱则发热，此医发其汗，使阳气微，又大下之，令阴气弱。五月之时，阳气在表，胃中虚冷，以阳气内微，不能胜冷，故欲著复衣。十一月之时，阳气在里，胃中烦热，以阴气内弱，不能胜热，故欲裸其身。又阴脉迟涩，故知亡血也。

寸口脉浮大，而医反下之，此为大逆。浮则无血，大则为寒，寒气相搏，则为肠鸣。医乃不知，而反饮冷水，令汗大出，水得寒气，冷必相搏，其人则噎。

太阳病三日，已发汗，若吐，若下，若温针，仍不解者，此为坏病，桂枝不中与之也。观其脉证，知犯何逆，随证治之。

脉浮数者，法当汗出而愈，若下之，身重，心悸者，不可发汗，当自汗出乃解。所以然者，尺中脉微，此里虚，须表里实，津液和，便自汗出愈。

凡病若发汗，若吐，若下，若亡血，无津液，阴阳脉自和者，必自愈。

大下之后，复发汗，小便不利者，亡津液故也。勿治之，得小便利，必自愈。

下之后，复发汗，必振寒，脉微细。所以然者，以内外俱虚故也。本发汗，而复①下之，此为逆也。若先发汗，治不为逆。本先下之，而反汗之，为逆。若先下之，治不为逆。

太阳病，先下而不愈，因复发汗，以此表里俱虚，其人因致冒，冒家汗出自愈。所以然者，汗出表和故也。得表和，然后复下之。

得病六七日，脉迟浮弱，恶风寒，手足温，医二三下之，不能食，而胁下满痛，面目及身黄，颈项强，小便难者，与柴胡汤，后必下重。本渴饮水而呕者，柴胡不中与也，食谷者哕。

太阳病，二三日不能卧，但欲起，心下必结，脉微弱者，此本有寒分也。反下之，若利止，必作结胸，未止者，四日复下之，此作协热利也。

太阳病，下之，其脉促一作：纵，不结胸者，此为欲解也。脉浮者，必结胸。脉紧者，必咽痛。脉弦者，必两胁拘急。脉细数者，头痛未止。脉沉紧者，必欲呕。脉沉滑者，协热利。脉浮滑者，必下血。

太阳少阳并病，而反下之，成结胸，心下鞕，下利不

---

① 复：反而。

止，水浆不下，其人心烦。

脉浮而紧，而复下之，紧反入里，则作痞，按之自濡，但气痞耳。伤寒吐下发汗后，虚烦，脉甚微，八九日心下痞鞕，胁下痛，气上冲咽喉，眩冒，经脉动惕者，久而成痿。

阳明病，能食，下之不解者，其人不能食，若攻其热必哕。所以然者，胃中虚冷故也，以其人本虚，攻其热必哕。

阳明病，脉迟，食难用饱，饱则发烦，头眩，必小便难，此欲作谷疸。虽下之，腹满如故，所以然者，脉迟故也。

夫病阳多者热，下之则鞕。汗多，极发其汗亦鞕。

太阳病，寸缓关浮尺弱，其人发热，汗出，复恶寒，不呕，但心下痞者，此以医下之也。

太阴之为病，腹满而吐，食不下，自利益甚，时腹自痛。若下之，必胸下结鞕。

伤寒大吐大下之，极虚，复极汗者，其人外气怫郁，复与之水，以发其汗，因得哕。所以然者，胃中寒冷故也。

吐利发汗后，脉平，小烦者，以新虚不胜谷气故也。

太阳病，医发汗，遂发热恶寒，因复下之，心下痞。表里俱虚，阴阳气并竭，无阳则阴独。复加烧针，因胸烦，面色青黄，肤瞤者，难治。今色微黄，手足温者，易愈。

太阳病，得之八九日，如疟状，发热恶寒，热多寒少，其人不呕，清便欲自可，一日二三度发。脉微缓者，为欲愈也。脉微而恶寒者，此阴阳俱虚，不可更发汗更下更吐也。面色反有热色者，未欲解也，以其不能得小汗出，身必痒，属桂枝麻黄各半汤。［方一］

桂枝一两十六铢　芍药一两　生姜一两，切　甘草一两，炙
麻黄一两，去节　大枣四枚，擘　杏仁二十四个，汤浸，去皮尖及两人者

上七味，以水五升，先煮麻黄一二沸，去上沫，内诸药，煮取一升八合，去滓。温服六合。本云：桂枝汤三合，麻黄汤三合，并为六合，顿服。

服桂枝汤，或下之，仍头项强痛，翕翕发热，无汗，心下满微痛，小便不利者，属桂枝去桂加茯苓白术汤。[方二]

芍药三两　甘草二两，炙　生姜三两，切　白术三两　茯苓三两　大枣十二枚，擘

上六味，以水八升，煮取三升，去滓。温服一升。小便利则愈，本云：桂枝汤，今去桂枝，加茯苓、白术。

太阳病，先发汗不解，而下之，脉浮者不愈。浮为在外，而反下之，故令不愈。今脉浮，故在外，当须解外则愈，宜桂枝汤。[方三]

桂枝三两，去皮　芍药三两　生姜三两，切　甘草二两，炙　大枣十二枚，擘

上五味，以水七升，煮取三升，去滓。温服一升，须臾啜热稀粥一升，以助药力，取汗。

下之后，复发汗，昼日烦躁不得眠，夜而安静，不呕，不渴，无表证，脉沉微，身无大热者，属干姜附子汤。[方四]

干姜一两　附子一枚，生用，去皮，破八片

上二味，以水三升，煮取一升，去滓。顿服。

伤寒若吐、若下后，心下逆满，气上冲胸，起则头眩①，脉沉紧，发汗则动经②，身为振振摇者，属茯苓桂枝白术甘草汤。[方五]

茯苓四两　桂枝三两，去皮　白术二两　甘草二两，炙

---

① 起则头眩：指病人坐起或起立时感到头目眩晕。
② 动经：损伤经脉。

上四味，以水六升，煮取三升，去滓。分温三服。

发汗，若下之后，病仍不解，烦躁者，属茯苓四逆汤。
[方六]。

茯苓四两　人参一两　附子一枚，生用，去皮，破八片　甘
草二两，炙　干姜一两半

上五味，以水五升，煮取二升，去滓。温服七合，日三
服。发汗吐下后，虚烦不得眠，若剧者，必反复颠倒，心中
懊憹，属栀子豉汤。若少气者，栀子甘草豉汤；若呕者，栀
子生姜豉汤。[方七]

肥栀子十四个，擘　香豉四合，绵裹

上二味，以水四升，先煮栀子，得二升半，内豉，煮取
一升半，去滓，分为二服，温进一服。得吐者，止后服。栀
子甘草豉汤方

肥栀子十四个，擘　甘草二两，炙　香豉四合，绵裹

上三味，以水四升，先煮二味，取二升半，内豉，煮取
一升半，去滓。分二服，温进一服。得吐者，止后服。栀子
生姜豉汤

肥栀子十四个，擘　生姜五两，切　香豉四合，棉裹

上三味，以水四升，先煮二味，取二升半，内豉，煮取
一升半，去滓。分二服，温进一服。得吐者，止后服。

发汗若下之，而烦热胸中窒者，属栀子豉汤证。[方八]
用前初方。

太阳病，过经十余日，心下温温欲吐，而胸中痛，大便
反溏，腹微满，郁郁微烦，先此时极吐下者，与调胃承气
汤。若不尔者，不可与。但欲吐，胸中痛，微溏者，此非柴
胡汤证。以呕故知极吐下也，调胃承气汤。[方九]

大黄四两，酒洗　甘草二两，炙　芒消半升

上三味，以水三升，煮取一升，去滓，内芒消，更上火

令沸。顿服之。

太阳病，重发汗，而复下之，不大便五六日，舌上燥而渴，日晡所小有潮热一云：日晡所发，心胸大烦，从心下至少腹鞕满而痛，不可近者，属大陷胸汤。[方十]

大黄六两，去皮，酒洗　芒消一升　甘遂末一钱匕

上三味，以水六升，煮大黄，取二升，去滓，内芒消，煮二沸，内甘遂末。温服一升，得快利，止后服。

伤寒五六日，已发汗，而复下之，胸胁满微结，小便不利，渴而不呕，但头汗出，往来寒热，心烦者，此为未解也，属柴胡桂枝干姜汤。[方十一]

柴胡半斤　桂枝三两，去皮　干姜二两　栝楼根四两　黄芩三两　甘草二两，炙　牡蛎二两，熬

上七味，以水一斗二升，煮取六升，去滓，再煎取三升。温服一升，日三服。初服微烦，后汗出便愈。

伤寒发汗，若吐若下，解后，心下痞鞕，噫气不除者，属旋复代赭汤。[方十二]

旋复花三两　人参三两　生姜五两　代赭一两　甘草三两，炙　半夏半升，洗　大枣十二枚，擘

上七味，以水一斗，煮取六升，去滓，再煎取三升。温服一升，日三服。

伤寒大下之，复发汗，心下痞，恶寒者，表未解也，不可攻痞，当先解表，表解乃攻痞，解表宜桂枝汤，用前方；攻痞宜大黄黄连泻心汤。[方十三]

大黄二两，酒洗　黄连一两

上二味，以麻沸汤二升渍之，须臾，绞去滓，分温再服。有黄芩，见第四卷中

伤寒若吐下后，七八日不解，热结在里，表里俱热，时时恶风，大渴，舌上干燥而烦，欲饮水数升者，属白虎加人

参汤。[方十四]

知母六两　石膏一斤，碎　甘草二两，炙　粳米六合　人参
三两

上五味，以水一斗，煮米熟，汤成，去滓。温服一升，
日三服。

伤寒若吐若下后，不解，不大便五六日，上至十余日，
日晡所发潮热，不恶寒，独语如见鬼状。若剧者，发则不识
人，循衣摸床①，惕而不安②一云：顺衣妄撮，怵惕不安，微喘
直视，脉弦者生，涩者死。微者，但发热，谵语者，属大承
气汤。[方十五]

大黄四两，去皮，酒洗　厚朴半斤，炙　枳实五枚，炙　芒
消三合

上四味，以水一斗，先煮二味，取五升，内大黄，煮取
二升，去滓，内芒消，更煮令一沸。分温再服。得利者，止
后服。

三阳合病，腹满身重，难以转侧，口不仁面垢又作枯，
一云：向经。谵语遗尿，发汗则谵语，下之则额上生汗，若
手足逆冷，自汗出者，属白虎汤。[方十六]

知母六两　石膏一斤，碎　甘草二两，炙　粳米六合

上四味，以水一半，煮米熟汤成，去滓。温服一升，日
三服。

阳明病，脉浮而紧，咽燥口苦，腹满而喘，发热汗出，
不恶寒，反恶热，身重。若发汗则躁，心愦愦③而反谵语。

卷第十

_____

①　循衣摸床：患者意误用障碍时所出现的不自主的循衣被床帐反
复摸弄的动作，也叫捻衣摸床，多见于热病后期或其它危重证。
②　惕而不安：心中惶恐悸动不安。
③　愦愦（kuì kuì）：形容心中烦乱不安之感。

若加温针，必怵惕①烦躁不得眠。若下之，则胃中空虚，客气动膈，心中懊恼，舌上胎者，属栀子豉汤证。［方十七］用前第七方。

阳明病，下之，心中懊恼而烦，胃中有燥屎者，可攻。腹微满，初头鞕，后必溏，不可攻之。若有燥屎者，宜大承气汤。［方十八］用前第十五方。

太阳病，若吐、若下、若发汗后，微烦，小便数，大便因鞕者，与小承气汤和之，愈。［方十九］

大黄四两，酒洗　厚朴二两，炙　枳实三枚，炙

上三味，以水四升，煮取一升二合，去滓。分温二服。大汗，若大下，而厥冷者，属四逆汤。［方二十］

甘草二两，炙　干姜一两半　附子一枚，生用，去皮，破八片

上三味，以水三升，煮取一升二合，去滓。分温再服。强人可大附子一枚，干姜四两。

太阳病，下之后，其气上冲者，可与桂枝汤。若不上冲者，不得与之。［方二十一］用前第三方。

太阳病，下之后，脉促胸满者，属桂枝去芍药汤。［方二十二］促，一作纵。

桂枝三两，去皮　甘草二两，炙　生姜三两　大枣十二枚，擘

上四味，以水七升，煮取三升，去滓。温服一升。本云：桂枝汤，今去芍药。

若微寒者，属桂枝去芍药加附子汤。［方二十三］

桂枝三两，去皮　甘草二两，炙　生姜三两，切　大枣十二枚，擘　附子一枚，炮

上五味，以水七升，煮取三升，去滓。温服一升，本去：桂枝汤，今去芍药加附子。

---

①　怵惕（chù tì）：恐惧的样子。

太阳病桂枝证，医反下之，利遂不止，脉促者，表未解也。喘而汗出者，属葛根黄芩黄连汤。[方二十四] 促，一作纵。

葛根半斤　甘草二两，炙　黄芩三两　黄连三两

上四味，以水八升，先煮葛根，减二升，内诸药，煮取二升，去滓。温分再服。

太阳病，下之微喘者，表未解故也，属桂枝加厚朴杏子汤。[方二十五]

桂枝三两，去皮　芍药三两　生姜三两，切　甘草二两，炙　厚朴二两，炙，去皮　大枣十二枚，擘　杏仁五十个，去皮尖

上七味，以水七升，煮取三升，去滓。温服一升。

伤寒，不大便六七日，头痛有热者，与承气汤。其小便清者一云：大便青，知不在里，仍在表也，当须发汗。若头痛者，必衄，宜桂枝汤。[方二十六] 用前第三方。

伤寒五六日，大下之后，身热不去，心中结痛者，未欲解也，属栀子豉汤证。[方二十七] 用前第七方。

伤寒下后，心烦腹满，卧起不安者，属栀子厚朴汤。[方二十八]。

栀子十四枚，擘　厚朴四两，炙　枳实四个，水浸，炙令赤

上三味，以水三升半，煮取一升半，去滓。分二服，温进一服。得吐者，止后服。

伤寒，医以丸药大下之，身热不去，微烦者，属栀子干姜汤。[方二十九]。

栀子十四个，擘　干姜二两

上二味，以水三升半，煮取一升半，去滓。分二服。一服得吐者，止后服。

凡用栀子汤，病人旧微溏者，不可与服之。

伤寒医下之，续得下利，清谷不止，身疼痛者，急当救

里。后身疼痛，清便自调者，急当救表。救里宜四逆汤；救表宜桂枝汤。［方三十］并用前方。

太阳病，过经十余日，反二三下之，后四五日，柴胡证仍在者，先与小柴胡汤。呕不止，心下急一云：呕止小安，郁郁微烦者，为未解也，可与大柴胡汤，下之则愈。［方三十一］

柴胡半斤　黄芩三两　芍药三两　半夏半升，洗　生姜五两　枳实四枚，炙　大枣十二枚，擘

上七味，以水一斗二升，煮取六升，去滓。再煎取三升，温服一升，日三服，一方：加大黄二两，若不加，恐不为大柴胡汤

伤寒十三日不解，胸胁满而呕，日晡所发潮热，已而微利，此本柴胡，下之不得利，今反利者，知医以丸药下之，此非其治也。潮热者，实也，先服小柴胡汤以解外，后以柴胡加芒硝汤主之。［方三十二］

柴胡二两十六铢　黄芩一两　人参一两　甘草一两，炙　生姜一两　半夏二十铢，旧云：五枚，洗　大枣四枚，擘　芒消二两

上八味，以水四升，煮取二升，去滓，内亡消，更煮微沸。温分再服，不解更作。

伤寒十三日，过经谵语者，以有热也，当以汤下之。若小便利者，大便当鞕，而反下利，脉调和者，知医以丸药下之，非其治也。若自下利者，脉当微厥，今反和者，此为内实也，属调胃承气汤证。［方三十三］用前第九方。

伤寒八九日，下之胸满烦惊，小便不利，谵语，一身尽重，不可转侧者，属柴胡加龙骨牡蛎汤。［方三十四］。

柴胡四两　龙骨一两半　黄芩一两半　生姜一两半，切　铅丹一两半　人参一两半　桂枝一两半，去皮　茯苓一两半　半夏二合半，洗　大黄二两　牡蛎一两半，熬　大枣六枚，擘

上十二味，以水八升，煮取四升，内大黄，切如棋子，更煮一二沸，去滓。温服一升。本云：柴胡汤，今加龙骨等。火逆下之，因烧针烦躁者，属桂枝甘草龙骨牡蛎汤。[方三十五]

桂枝一两，去皮　甘草二两，炙　龙骨二两　牡蛎二两，熬

上四味，以水五升，煮取二升半，去滓。温服八合，日三服。

太阳病，脉浮而动数，浮则为风，数则为热，动则为痛，数则为虚。头痛发热，微盗汗出，而反恶寒者，表未解也。医反下之，动数变迟，膈内拒痛一云：头痛即眩，胃中空虚，客气动膈，短气躁烦，心中懊恼，阳气内陷，心下因鞕，则为结胸，属大陷胸汤证。若不结胸，但头汗出，余处无汗，剂颈而还，小便不利，身必发黄。[方三十六] 用前第十方。

伤寒五六日，呕而发热者，柴胡汤证具，而以他药下之，柴胡证仍在者，复与柴胡汤。此虽已下之，不为逆，必蒸蒸而振①，却发热汗出而解。若心下满而鞕痛者，此为结胸也，大陷胸汤主之，用前方。但满而不痛者，此为痞，柴胡不中②与之，属半夏泻心汤。[方三十七]

半夏半升，洗　黄芩三两　干姜三两　人参三两　甘草三两，炙　黄连一两　大枣十二枚，擘

上七味，以水一斗，煮取六升，去滓，再煎，取三升。温服一升，日三服。

本以下之，故心下痞，与泻心汤。痞不解，其人渴而口燥烦，小便不利者，属五苓散。[方三十八] 一方云：忍之一

---

① 蒸蒸而振：蒸蒸；热势从里向外蒸腾。振，振动。战汗的具体表现。

② 不中：不宜、不可以。

日，乃愈。

　　猪苓十八铢，去黑皮　　白术十八铢　　茯苓十八铢　　泽泻一两
六铢　桂心半两，去皮

　　上五味，为散，白饮和，服方寸匕，日三服。多饮暖
水，汗出愈。

　　伤寒中风，医反下之，其人下利日数十行，谷不化，腹
中雷鸣，心下痞鞕而满，干呕，心烦不得安。医见心下痞，
谓病不尽，复下之，其痞益甚，此非结热，但以胃中虚，客
气上逆，故使鞕也，属甘草泻心汤。[方三十九]。

　　甘草四两，炙　　黄芩三两　　干姜三两　　半夏半升，洗　　大枣
十二枚，擘　黄连一两

　　上六味，以水一斗，煮取六升，去滓，再煎，取三升。
温服一升，日三服。有人参。见第四卷中。

　　伤寒服汤药，下利不止，心下痞鞕。服泻心汤已，复以
他药下之，利不止。医以理中与之，利益甚。理中，理中
焦，此利在下焦，属赤石脂禹余粮汤。复不止者，当利其小
便。[方四十]。

　　赤石脂一升，碎　　太一禹余粮一斤，碎
　　上二味，以水六升，煮取二升，去滓，分温三服。

　　太阳病，外证未除，而数下之，遂协热而利①，利下不
止，心下痞鞕，表里不解者，属桂枝人参汤。[方四十一]。

　　桂枝四两，别切，去皮　　甘草四两，炙　　白术三两　　人参三
两　干姜三两

　　上五味，以水九升，先煮四味，取五升，内桂，更煮取
三升，去滓。温服一升，日再夜一服。

————————

　　①　协热而利：协：伴随、兼带；热：发热。协热而利，即下利并
伴有发热。

下后，不可更行桂枝汤，汗出而喘，无大热者，属麻黄杏子甘草石膏汤。[方四十二]。

麻黄四两，去节　杏仁五十个，去皮尖　甘草二两，炙　石膏半斤，碎

上四味，以水七升，先煮麻黄，减二升，去上沫，内诸药，煮取三升，去滓，温服一升。本云：黄耳杯。

阳明病，下之，其外有热，手足温，不结胸，心中懊侬，饥不能食，但头汗出者，属栀子豉汤证。[方四十三]
用前第七初方。

伤寒吐后，腹胀满者，属调胃承气汤证。[方四十四]
用前第九方。

病人无表里证，发热七八日，脉虽浮数者，可下之。假令已下，脉数不解，今热则消谷喜饥，至六七日，不大便者，有瘀血，属抵当汤。[方四十五]

大黄三两，酒洗　桃仁二十枚，去皮尖　水蛭十三枚，熬　虻虫去翅足，三十枚，熬

上四味，以水五升，煮取三升，去滓。温服一升，不下更服。

本太阳病，医反下之，因尔腹满时痛者，属太阴也，属桂枝加芍药汤。[方四十六]

桂枝三两，去皮　芍药六两　甘草二两，炙　大枣十二枚，擘　生姜三两，切

上五味，以水七升，煮取三升，去滓。分温三服。本云：桂枝汤，今加芍药。

伤寒六七日，大下，寸脉沉而迟，手足厥逆，下部脉不至，喉咽不利，唾脓血，泄利不止者，为难治，属麻黄升麻汤。[方四十七]

麻黄二两半，去皮　升麻一两六铢　当归一两六铢　知母十

八铢　黄芩十八铢　萎蕤十八铢，一作菖蒲　芍药六铢　天门冬六铢，去心　桂枝六铢，去皮　茯苓六铢　甘草六铢，炙　石膏六铢，碎，绵裹　白术六铢　干姜六铢

上十四味，以水一斗，先煮麻黄一二沸，去上沫，内诸药，煮取三升，去滓。分温三服。相去如炊三斗米顷令尽，汗出愈。

伤寒本自寒下，医复吐下之，寒格更逆吐下，若食入口即吐，属干姜黄芩黄连人参汤。［方四十八］

干姜　黄芩　黄连　人参各三两

上四味，以水六升，煮以二升，去滓。分温再服。

《伤寒论》后序

　　夫治伤寒之法，历观诸家方书，得仲景之多者，惟孙思邈。犹曰：见大医疗伤寒，惟大青、知母等诸冷物投之，极与仲景本意相反。又曰：寻方之大意，不过三种，一则桂枝，二则麻黄，三则青龙。凡疗伤寒不出之也，呜呼！是未知法之深者也。奈何仲景之意，治病发于阳者，以桂枝、生姜、大枣之类；发于阴者，以干姜、甘草、附子之类，非谓全用温热药。盖取《素问》辛甘发散之说。且风与寒，非辛甘不能发散之也。而又中风自汗用桂枝，伤寒无汗用麻黄，中风见寒脉、伤寒见风脉用青龙，若不知此，欲治伤寒者，是未得其门矣。然则此之三方，春冬所宜用之，若夏秋之时，病多中暍，当行白虎也。故《阴阳大论》云：脉盛身寒，得之伤寒；脉虚身热，得之伤暑。又云：五月六月，阳气已盛，为寒所折，病热则重。《别论》云：太阳中热，暍是也，其人汗出恶寒，身热而渴，白虎主之。若误服桂枝、麻黄辈，未有不黄发斑出，脱血而得生者。此古人所未至，故附于卷之末云。